临床常用

侵入性治疗方法与使用

廖立青　陈美雄　杨晗　袁仕国　主编

乔山旭　李俊桦　李晋玉　刘丹　李盈　刘健华　副主编

华中科技大学出版社
http://press.hust.edu.cn
中国·武汉

内容简介

　　侵入性治疗是临床常见的治疗方式,包括多种治疗方法,本书主要介绍封闭注射疗法。封闭注射疗法是一种通过对关节腔和软组织注射药物来治疗肌肉骨骼疾病的方法。封闭注射疗法由于安全性较高、应用方便、花费较少,并且全身不良反应较少等而成为一种非常实用的治疗方法,受到广大医生(特别是运动医学科医生)的欢迎。

　　本书共分为六章,包括总论、头颈肩部侵入性治疗、胸部侵入性治疗、上肢侵入性治疗、腰骶部侵入性治疗、下肢侵入性治疗,书后附有大量的彩图。本书较为详细地介绍了临床常见疾病的应用解剖、病因病机、诊断要点、鉴别诊断、器具及药物、注射操作、术后处理和注意事项;结合大量精美的大体解剖图、结构简笔图、三维重建图和实际操作图,直观清晰地展示了常用侵入性治疗的定位和操作方法。

　　本书是一本适用于骨科、中医骨伤科、风湿免疫科、疼痛科、康复医学科和运动医学科等专业人士和医学生的工具书。

图书在版编目(CIP)数据

临床常用侵入性治疗方法与使用 / 廖立青等主编. -- 武汉 : 华中科技大学出版社,2024.7.
ISBN 978-7-5680-8117-7

Ⅰ. R459.2;R245.31

中国国家版本馆 CIP 数据核字第 2024ZB8557 号

临床常用侵入性治疗方法与使用

廖立青　陈美雄　
杨　晗　袁仕国　主编

Linchuang Changyong Qinruxing Zhiliao Fangfa yu Shiyong

策划编辑:史燕丽
责任编辑:毛晶晶
封面设计:清格印象
责任校对:朱　霞
责任监印:周治超
出版发行:华中科技大学出版社(中国•武汉)　　　电话:(027)81321913
　　　　　武汉市东湖新技术开发区华工科技园　　　邮编:430223
录　　排:华中科技大学惠友文印中心
印　　刷:湖北新华印务有限公司
开　　本:787mm×1092mm　1/16
印　　张:10.25
字　　数:257千字
版　　次:2024年7月第1版第1次印刷
定　　价:128.00元

致谢

落红不是无情物，化作春泥更护花

——谨以此文感恩为医学发展无私奉献的大体老师

在中国人的传统观念里，死后身体的完整性尤为重要，正如《孝经·开宗明义》所云："身体发肤，受之父母，不敢毁伤，孝之始也。"然而，有这样一群人，他们为了让医学生以及医护人员获取知识和经验，甘愿奉献出自己的身体。他们就是我们尊敬的"大体老师"。

"大体老师"是医学界对遗体捐赠者的尊称，又称"无语良师"。医学生在学习过程中必须学习基础医学知识，人体解剖学便是其中非常重要的早期课程。

大体老师们安静地躺着，用他们的躯体，让医学生掌握和丰富人体解剖学知识，他们无私奉献的精神深深地感动着一批又一批的医学生，让医学生在他们身上感受到救死扶伤的深刻内涵，也让众多医者在漫漫医学长路中领会"博学笃行，尚德济世"的深邃含义并努力践行。

大体老师终究不同于其他遗物，其不仅承载着逝者生前所拥有的经历和情感，更具有点燃生者自强之火的能力。大体老师们在生命的最后一程，奉献出自己的身体，就像秋天枯萎的树叶，虽凋零落地，却仍化作新生绿叶的养分，让绿叶萌发，让新春生机益然！他们的遗体成为众多医学生学习的灯塔，激励医者奋发图强，勉励学者勇闯医学盲区，创造生命奇迹。

生命的诞生和死亡，是人生的必然，大体老师们的生命历程如同晨曦和晚霞，光照人间，当生命被我们挽救，患者得到痊愈，要铭记，那是大体老师们的精神完成了由生到死、由死到生的循环。感恩大体老师们的奉献与教诲，让我们始终不放弃对生命的希望。感恩大体老师们的存在，才有了人类的健康和更美好的未来。

为了更清晰阐明注射部位的确切位置，本书彩图部分涉及大体标本的展示。在此，再次向大体老师们表达我们深深的敬意！

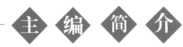

廖立青:广东河源人,医学博士。2013 年考入南方医科大学中西医结合专业,2024 年博士毕业。主要研究人体解剖学在中医骨伤科中的应用。曾获国家奖学金、南方医科大学学业奖学金及南方医科大学优秀研究生称号。主编专著《汉英人体骨骼肌解剖图谱》《汉英人体关节图谱》,发表论文 20 余篇,其中 SCI 论文 5 篇。

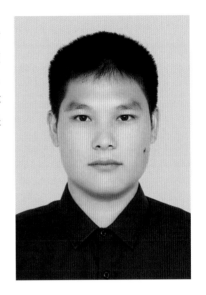

陈美雄:海南万宁人,中共党员,教授、主任医师,海南省名中医。1988 年本科毕业于广州中医药大学。现任海南省中医院骨伤中心行政主任,创伤与关节科(骨二科)行政主任,为海南省临床医学中心中医骨伤科建设项目负责人、海南省中医优势专科集群骨伤科建设项目负责人,海南省中医院骨伤中心学科带头人。历任海南省医学会骨科专业委员会副主任委员,海南省中医药学会中医骨伤分会荣誉主任委员,海南省中医药学会中西结合骨科分会副主任委员,中华中医药学会骨伤科分会委员,中华中医药学会骨伤科分会脊柱病专业委员会委员。擅长骨与关节损伤、骨关节疾病的中西医结合诊疗,尤其是慢性筋骨疾病,多发性、陈旧性创伤,复杂骨折;对老年性骨关节退行性病变和颈肩腰腿痛有丰富的临床经验,具备复杂关节置换和

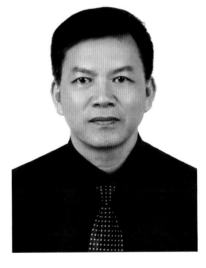

翻修、脊柱微创和老年性脊柱退行性病变手术治疗及复杂创伤救治能力。对脊柱与骨关节的临床基础有较深入研究,主持和参与多项国家级和省部级课题,主编专著《汉英人体关节图谱》,发表论文 20 余篇。

杨晗：湖北宜昌人，中共党员，南方医科大学中西医结合专业博士研究生。主要从事解剖形态学、中医骨伤科学和生物力学等方面的研究。曾获南方医科大学学业奖学金及南方医科大学优秀研究生称号。主编专著《汉英人体关节图谱》，发表论文10余篇，其中以第一作者和共同第一作者发表SCI论文10篇。

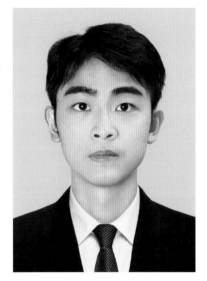

袁仕国：湖南邵阳人，中共党员，副主任医师，医学博士，博士后，硕士研究生导师。2016年毕业于南方医科大学，获医学博士学位，2021年10月从南方医科大学博士后科研流动站出站。现任海南省中医院正骨科（骨五科）科主任及科室负责人、中国民族医药学会外科分会常务理事、中国民族医药学会筋骨养护分会常务理事、中国优生优育协会畸形早期干预专业委员会委员、海南省中西医结合学会疼痛学专业委员会常务委员。主持国家自然科学基金地区科学基金项目、海南省自然科学基金项目等科研项目4项，担任专著《汉英人体关节图谱》副主编，以第一作者或通讯作者发表论文30余篇，其中SCI论文10篇。曾在南方医科大学南方医院、南方医科大学第三附属医院、广州市正骨医院、广州市第一人民医院、武汉市第一医院、河南省洛阳正骨医院

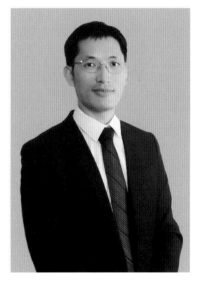

（河南省骨科医院）等国内众多医院进修学习。主要从事骨伤科临床和基础研究，擅长采用正骨手法、针灸疗法、银质针疗法、针刀疗法、中药疗法、微创手术等中西医结合方法治疗四肢骨折脱位、颈肩腰腿足踝痛等。

前　言

　　临床常用的侵入性治疗方法有多种,主要包括针灸疗法、封闭注射疗法、穴位注射疗法和针刀疗法等。因疾病类型不同、施术部位不同、术者所擅长的疗法不同及患者个体差异等,所选取的侵入性治疗方法也存在差异。每种侵入性治疗方法均有其长处和不足,尚不能从单一的角度去评估不同侵入性治疗方法的优劣。虽侵入性治疗方法有多种,但采用侵入性治疗方法的目的大多一致,主要为提高临床治疗效果,缓解患者不适,减少治疗不良反应。本书主要介绍封闭注射疗法。

　　在临床实践过程中,随着人们对疾病发生机制等认识的加深,大量临床证据证实了封闭注射疗法的疗效,这促进了封闭注射疗法的发展,使其应用范围不断扩大。封闭注射疗法容易操作,副作用少,经济实惠,易于被骨科、中医骨伤科、风湿免疫科、疼痛科、康复医学科和运动医学科等工作人员掌握,故受到了相关领域的广泛关注。但封闭注射疗法在定义、诊断及结果评价方面缺乏专家共识,大样本量的多中心比对研究尚未完善,作用机制有待进一步研究,对其疗效的评估尚不明确,操作方法尚不清晰,导致人们对封闭注射疗法的实践缺乏理论上的指导。因此萌生出结合人体解剖学、中医骨伤科学专业知识,编写一本针对临床常见的可行封闭注射治疗的疾病,以图文结合的方式全面系统地介绍封闭注射疗法的书籍的想法。

　　本书主要内容包括总论、头颈肩部侵入性治疗、胸部侵入性治疗、上肢侵入性治疗、腰骶部侵入性治疗、下肢侵入性治疗和彩图等。本书较为详细地介绍了临床常见疾病的应用解剖、病因病机、诊断要点、鉴别诊断、器具及药物、注射操作、术后处理和注意事项,并且使用了大量精美的大体解剖图,还应用了结构简笔图、三维重建图和实际操作图,更为直观清晰地展示了常用侵入性治疗的定位和操作方法。

　　感谢南方医科大学和海南省中医院为本书的编写所提供的支持与帮助,也感谢无声大体老师们的奉献与教诲,在此向大体老师们表达我们深深的敬意。

　　本书力求文字简练,图片精美,从方便学习和实用的角度对封闭注射疗法的基本内容予以介绍。但由于编者学识尚缺,经验有限,时间欠裕,书中难免存在一些不足之处,敬请广大读者批评指正。

廖立青

目 录

第一章　总　　论

一、侵入性治疗的现状

侵入性治疗是临床常见的治疗方法,主要包括针灸疗法、封闭注射疗法、穴位注射疗法和针刀疗法等。每种治疗方法均有各自的优势和劣势,且由于病种、施术部位和施术者习惯的不同,侵入性治疗方法的选择也存在差异。因此,我们不能从单一的角度去评估哪种侵入性治疗方法最好。实施侵入性治疗的主要目的在于提高临床疗效,减少副作用。本书主要介绍封闭注射疗法。

封闭注射疗法是一种通过对关节腔和软组织注射药物来治疗肌肉骨骼疾病的方法。局部麻醉药(简称局麻药)和皮质类固醇注射疗法已经应用了将近70年,并且国内外有大量临床证据证实其有效。封闭注射疗法由于安全性较高、应用方便、花费低廉,并且全身不良反应较少等而成为一种非常实用的治疗方法,受到广大医生(特别是运动医学科医生)的欢迎。能实施封闭注射治疗的医生以骨科、中医骨伤科、风湿免疫科、疼痛科、康复医学科、运动医学科医生为主。

但是封闭注射疗法在定义、诊断和结果评估等方面缺乏专家认同,其疗效机制有待进一步探讨,且缺少大规模的随机双盲对照研究,使得对封闭注射疗法的解释说明并不清晰。因此对于封闭注射疗法的疗效评估,权威人士的观点也趋于保守。目前所有使用封闭注射技术的临床医生所面临的挑战是如何利用循证医学理论去分析封闭注射疗法、验证其疗效。封闭注射疗法的主要问题体现在以下几个方面:药物选择不恰当;药物使用剂量过大;药物被误注入其他组织;注射技术欠佳致使药物扩散至邻近组织;注射过于频繁;对病因重视不够;对术后护理和康复关注不够等。最佳的封闭注射疗法应该是选择合适的患者,以最低有效剂量将适当的药物注射到恰当的位置。这就意味着掌握封闭注射疗法的临床医生应当拥有高水平的诊断和操作能力。

二、封闭注射疗法常用的药物

(一)皮质类固醇药物

注射到关节腔和软组织的皮质类固醇药物所发挥的药理作用尚无定论。目前相关领域较为认同的观点如下:常用的皮质类固醇药物,一般指糖皮质激素,其具有抗炎作用,可直接作用于细胞核内的类固醇激素受体而影响 mRNA 的合成,也可通过调节基因转录而影响细胞免疫和炎症反应,减少一系列炎症介质的合成。具体而言,局部注射可能通过以下机制发挥作用。

(1)直接的镇痛效应:炎症是一种由诸多细胞和细胞因子参与的瀑布式反应,细胞因子刺激伤害性感受器可引起疼痛。皮质类固醇药物可抑制炎症介质的释放,降低伤害性感受器的兴奋性,通过直接的膜效应抑制疼痛信号沿无髓鞘 C 纤维传递而发挥镇痛作用。

(2)减轻炎症反应:对于全身性炎症性疾病(如类风湿关节炎和痛风等),采用关节腔内注射皮质类固醇药物进行治疗,可抑制滑膜细胞浸润和前炎症细胞因子的表达,从而减轻炎症反应。

(3)抑制慢性炎症反应急性发作:当退行性关节疾病的慢性炎症反应出现急性加重时,可采用皮质类固醇药物局部注射治疗,以缓解症状。

(4)阻断炎症引起的损伤—修复—损伤加重的恶性循环:在持续性炎症反应过程中,组织修复和瘢痕形成可导致组织粘连,进而使炎症迁延和炎症损伤加剧。皮质类固醇药物干预能有效阻断这一循环过程。

(5)软骨保护作用:皮质类固醇药物可影响软骨代谢,促进关节表面活性物质的产生。但应注意避免在短期内对同一部位大量反复注射皮质类固醇药物,以免引起关节近端骨丢失加重。

常用皮质类固醇药物等效浓度及比较见表 1-1。

表 1-1　常用皮质类固醇药物等效浓度及比较

名　　称	等效浓度 /(mg /ml)	特　点	比　　较
曲安奈德	40	高浓度制剂	溶解度最低,作用持续时间最长
醋酸甲泼尼龙	40	高浓度制剂	与曲安奈德相比,注射后疼痛更为明显
泼尼松龙	50	中浓度制剂	作用持续时间介于曲安奈德和醋酸甲泼尼龙之间
氢化可的松	200	低浓度制剂	极易溶于水,作用持续时间最短
倍他米松	7.5	高浓度制剂	复合制剂
地塞米松	7.5	高浓度制剂	复合制剂

(二)局麻药

局麻药主要依靠对神经冲动传导的可逆性阻滞而发挥作用。在神经冲动传导过程中,细神经纤维更为敏感,注射局麻药后传导痛觉的细神经纤维的自发性冲动易被阻断,而传导触觉的粗神经纤维不受影响。具体而言,封闭注射疗法中局麻药的主要作用如下。

(1)镇痛作用:尽管镇痛作用是暂时的,但可以打断疼痛环路,减少伤害性冲动向脊髓的传入,短效局麻药能够在较短时间内减轻患者疼痛,长效局麻药能够更长时间维持镇痛作用。临床上,有些医生会将长效局麻药与短效局麻药混合注射,既可起到即刻的治疗作用,又能达到长期缓解疼痛的效果。但局麻药注射之后,动脉血中局麻药的浓度可在 $10 \sim 25$ min 内持续升高,因此当注射药量大时,建议患者在注射后留观 30 min 以监测有无毒性反应。

(2)稀释及物理松解作用:由于皮质类固醇药物的作用强,一般不可大量使用,而关节腔或滑囊容积较大,而且高度卷曲的滑膜上排列有较多绒毛,因此常通过增加局麻药和生理盐水等的用量稀释皮质类固醇药液,有助于皮质类固醇药物扩散至关节腔及滑膜的表面。此外,关节腔或滑囊内注射的容积效应可使关节腔或滑囊扩张,对粘连组织起到物理松解作用。

(3)辅助诊断作用:即使是经验丰富的临床医生,有时也不能明确病变组织所在,此时可向可能的病变组织内注射小剂量的局麻药,等几分钟,再行检查。如果疼痛缓解,则可确定病变部位,以确立诊断和指导制订下一步治疗方案。

常用局麻药建议最大用量及作用比较见表1-2。

表1-2 常用局麻药建议最大用量及作用比较

名 称	浓 度	建议最大用量	作 用 比 较
盐酸利多卡因	0.5%(5 mg/ml)	100 mg	作为常用的局麻药,盐酸利多卡因比其他局麻药更稳定、起效更快,其起效时间仅数秒而作用维持时间约为0.5 h
	1%(10 mg/ml)	100 mg	
	2%(20 mg/ml)	100 mg	
布比卡因	0.25%(2.5 mg/ml)	75 mg	起效慢,约0.5 h发挥最大作用,持续阻滞时间达8 h以上,在美国被用作椎管内麻醉的主要药物
	0.5%(5 mg/ml)	75 mg	
丙胺卡因、普鲁卡因	—	—	二者均已很少使用。丙胺卡因的毒性与利多卡因相似;普鲁卡因的药效与利多卡因相当但持续时间较短

(三)透明质酸

透明质酸(又称玻尿酸)是一种酸性黏多糖,也是滑膜和软骨细胞外基质的主要非结构成分。透明质酸也存在于滑液中,由关节滑膜细胞分泌。滑液是一种具有高黏弹性的溶液,在关节缓慢运动(如走路)时起润滑作用;在关节快速运动(如跑步)时起减震作用。此外,关节内透明质酸被认为是判断软骨营养状态的指标。关节腔内注射透明质酸,几乎无毒,副作用较小,能够治疗骨关节炎,并缓解患者疼痛,但对于年龄大于65岁的骨关节炎患者和晚期骨关节炎患者,治疗效果不明显。

(四)自体血

自体血注射理论认为,肌腱的愈合和再生能力可通过注射从患者自体内获得的生长因子而得到提高。目前临床上主要选择自体全血或富含血小板的血浆进行注射。腕伸肌、腕屈肌及足底筋膜受累的慢性肌腱炎多采用注射自体全血的方法进行治疗;富含血小板的血浆也可被注入膝关节,以促进关节软骨的愈合。

(五)肉毒毒素

肉毒毒素注射主要用于治疗肌肉痉挛、肌张力障碍、头痛及肌筋膜疼痛。

(六)维生素注射液

维生素注射液主要选择维生素 B_{12} 注射液等,以营养神经。

(七)硬化剂

目前临床上,硬化剂注射主要用于治疗腿部静脉曲张、食管静脉曲张和静脉瘤。在骨伤科领域,硬化剂注射常被用于治疗腰背痛,也可用于治疗骶髂关节炎,在足球运动员的耻骨炎引起的慢性腹股沟区疼痛和内收肌肌腱炎中也有应用。此外,有少量文献报道,关节内右旋糖酐硬化疗法治疗前交叉韧带松弛有效。注射硬化剂治疗肌肉骨骼疼痛的基本原理是通过刺激发育不足的韧带,引起成纤维细胞增生,刺激胶原蛋白生成。治疗的主要目的是使软组织产生炎症反应,与皮质类固醇药物的抗炎作用是相反的。

三、封闭注射疗法潜在的不良反应

(一)注射后疼痛加剧

有文献报道,注射后疼痛加剧的发生率为 $2\%\sim10\%$,临床上其发生率要低得多。注射后疼痛加剧常发生于软组织注射之后,极少见于关节腔内注射之后。可能是由细胞迅速摄取类固醇微细晶体颗粒导致,应与化脓性感染相鉴别。甲泼尼龙注射后疼痛加剧的发生率更高,多由药物中的防腐剂而不是药物本身导致。关节腔内注射皮质类固醇药物后可有短暂的关节僵硬,为一过性滑膜炎症所致。利多卡因含有的防腐剂可与多数皮质类固醇药物产生沉淀反应,这是部分病例在注射药物后疼痛加剧的直接原因。

(二)出血和血肿

注射部位可发生出血或形成血肿,常由进针时损伤血管所致,故应在退出穿刺针后立即用力压迫穿刺点。服用稳定剂量华法林的患者,择期行软组织注射、关节腔内注射或穿刺抽液时,出血的风险并不大,因此没有必要在封闭注射治疗之前停用抗凝药物。

(三)感染

注射后出现化脓性感染是封闭注射治疗严重的不良反应之一,但其发生率极低。常由术者操作不规范、药物包装不规范或者治疗部位注射前就已经发生感染导致。针尖部位的皮肤碎片被携带到关节内也可引起感染。皮质类固醇药物可引起关节内局部免疫功能下降,从而使关节更容易受到血源性播散病原体的影响。极少数情况下,注射药物被污染或皮质类固醇药物激活潜在的感染灶亦可引起感染。有研究表明,在规范操作情况下感染发生率仅为 $1/77000\sim1/17000$。此外,还有研究表明,采用注射器包装皮质类固醇药液治疗的局部化脓性感染比例为 $1/162000$,较安瓿包装皮质类固醇药液治疗的局部化脓性感染比例明显减低。

对于注射后感染,早期诊断至关重要,可防止软组织和关节破坏进一步加重,而将类似症状归因于注射后症状加重或病变进展可延误诊断。局部治疗后注射部位肿胀、疼痛加剧、发热、全身不适(如出汗、头痛等)和受累部位功能障碍均应怀疑感染。

若怀疑注射后感染,患者必须立即收入院,以进行进一步诊断和治疗。需行血液化验(如血沉、C反应蛋白(CRP)、血黏度、白细胞分类计数、血培养),以及感染关节或其他局部肿胀部位的诊断性抽液检查。如果不能抽出液体,则需将穿刺针头行血培养。在关节感染早期,X线检查结果可无异常,而较复杂的影像学检查(如 MRI 和同位素骨扫描)可能有助于诊断。

若患者关节已经感染,高度怀疑患有类风湿关节炎,表现为单一关节疼痛(尤其是髋关节疼痛)的骨关节炎,存在其他部位(如胸部、尿道、皮肤(特别是下肢皮肤))的感染病灶,应禁止行关节腔内注射。同时注意检查尿液外观、尿沉渣和血沉。

(四)愈合延迟

愈合延迟多表现为软组织愈合缓慢,其原因可能与局部注射皮质类固醇药物有关。

(五)皮下脂肪萎缩

皮质类固醇药物注射后可发生皮下脂肪萎缩,患者极少伴有明显的功能异常。局部皮下脂肪萎缩多发生于注射后 1~4 个月。有文献表明,皮下脂肪萎缩可于 6 个月后逐渐恢复,也可持续更长时间。

(六)软组织钙化

皮质类固醇药物注射至指间关节时,指间关节可因关节腔内压力增高、关节囊周围药液渗出而发生钙化甚至关节融合。也有文献报道尾骨间隙内注射皮质类固醇药物治疗尾骨痛可引起局部钙化。软组织钙化较为罕见。

(七)肌腱断裂和萎缩

肌腱断裂和萎缩的发生率尚不明确,可能与术者操作不当、药物注射过量等有关。为了避免类似事件的发生,应在肌腱起止点注射皮质类固醇药物时取最低有效剂量和最小药液容量,采用少量多次的注射方法,注射遇到异常增大的阻力时略退针,这样能最大限度地减少肌腱断裂和萎缩的发生。采取最小剂量的药物,最少的注射次数,延长治疗间隔时间(3个月以上),患者在封闭注射治疗后 6~8 周内避免剧烈运动,可降低这种罕见并发症的发生风险。建议在治疗前行肌腱 MRI 或超声检查,以确定为肌腱周围炎症而不存在伴或不伴肌腱撕裂的肌腱退行性改变。

(八)类固醇关节病

有研究表明,长期大量口服皮质类固醇药物与骨坏死相关。目前研究表明,注射皮质类固醇药物可保护软骨而不是破坏软骨,且几乎所有与注射皮质类固醇药物有关的无菌性关节破坏加剧的病例均为个案,而且是在超大剂量应用的情况下出现的。因此,注射皮质类固醇药物和长期大量口服皮质类固醇药物导致的骨坏死存在较大差异。合理的用药原则如下:下肢大关节重复注射必须间隔 3 个月以上,膝关节重复注射每 3 个月 1 次,连续给药时间不超过两年。

(九)一过性肢体麻痹

多由封闭注射治疗后,运动神经阻滞未恢复所致。

(十)面部潮红

可能是最常见的不良反应。发生于注射后 24~48 h,可持续 1~2 天。

(十一)血压一过性升高

关节腔内注射大剂量皮质类固醇药物可使收缩压暂时升高。

（十二）血糖变化

近期皮质类固醇药物注射还可影响对糖尿病监测结果的判断和解读。糖尿病患者应了解并注意这种潜在的一过性不良反应。常见的指标异常是血糖水平略微升高持续 1 周以上，偶尔持续更长时间，可在短期内适当增加降糖药物剂量。

（十三）子宫出血

发生率极低，确切机制尚不明确，可能与关节腔内注射皮质类固醇药物引起妇女一过性但显著的性激素分泌抑制有关。

（十四）下丘脑-垂体轴抑制

同时做多个关节腔内注射时，患者偶可因全身吸收增多而出现类似于库欣综合征的高皮质类固醇血症。患者可在注射后 2 周出现库欣综合征样表现（满月脸、水牛背、泛发性痤疮、皮肤潮红、心悸、震颤、呼吸困难、体重增加 5～8 kg、月经紊乱等），并常被误诊为原发性内分泌疾病而接受一些不必要的检查和治疗。筛查尿液中皮质类固醇代谢产物有助于明确诊断。白细胞分类计数可见短暂性嗜酸性粒细胞减少。儿童在关节腔内注射皮质类固醇药物后更易出现库欣综合征样表现。单次注射后 3 个月，两次注射后 6 个月，患者可自行恢复。

（十五）超敏反应

多是由患者对局麻药过敏导致。严重超敏反应非常少见，但可威胁患者生命。局部注射皮质类固醇药物也可引起超敏反应，但更为罕见，过敏原可能是药物中混杂的稳定剂而不是药物本身。

（十六）血沉（ESR）和 C 反应蛋白（CRP）显著降低

关节炎患者在炎症活动期关节腔内注射皮质类固醇药物后可出现 ESR 和 CRP 下降，并持续 6 个月以上。应用血液化验评估改善病情药物疗效时，应予以注意。

（十七）Nicolau 综合征

多是由血管内注入不溶性药物，导致急性血管痉挛，形成急性动脉栓塞，注射部位出现剧烈疼痛，有时出现晕厥，继之形成紫斑或淤青样皮肤改变的皮炎综合征。多数患者疼痛症状可迅速缓解，而皮肤改变消退较慢，反应不明显者可没有皮肤异常改变。

（十八）Tachon 综合征

多是由药物误入静脉导致。患者在局部注射皮质类固醇药物后，可出现剧烈胸痛或腰痛，继而疼痛迅速缓解。

（廖立青　陈美雄　杨　晗　袁仕国）

第二章 头颈肩部侵入性治疗

一、颞下颌关节注射术

(一)应用解剖

颞下颌关节紊乱是颞下颌关节疾病中比较常见的一种,近70％的人一生中发生过至少一次,主要表现为关节区或面部疼痛,张口弹响,张口受限,咀嚼食物时出现疼痛等症状。

颞下颌关节又可称为"颞颌关节"或"下颌关节",由下颌骨髁突、颞骨下颌窝、关节盘、关节囊和韧带(颞下颌韧带、蝶下颌韧带、茎突下颌韧带)组成。颞下颌关节内有关节盘,将关节腔分隔成上、下两部分:上部较大、较松弛;下部较小、较紧张。与颞下颌关节活动相关的肌肉包括颞肌、咬肌、翼外肌、翼内肌,由下颌神经运动纤维支配。

颞下颌关节属于联合关节,必须两侧同时运动。颞下颌关节可使下颌骨上提、下降、前进、后退及向侧方运动。其中下颌骨的上提和下降运动发生于下关节腔,前进和后退运动发生于上关节腔。向侧方运动是一侧下颌头对关节盘做旋转运动,而对侧下颌头和关节盘一起对关节窝做前进运动。刚张口时,由于下颌头旋转,颞下颌关节运动主要发生在下关节腔。随着张口度的增加,上关节腔开始发挥作用,下颌头向前下方滑动。张口时,下颌骨体下降并向前运动,故张大口时,下颌骨体向下后方下降,而下颌头随同关节盘滑至关节结节的下方。闭口时,下颌骨体上提并伴随下颌头和关节盘一起滑回关节窝。

(二)病因病机

颞下颌关节紊乱并非单一的疾病,而是一类疾病的总称,包括关节盘紊乱、关节炎、关节囊炎、咀嚼肌炎、滑膜炎、神经痛、咬合不正等。

常见的病因如下:颞下颌关节发育不良,关节负荷过重或受力不均(如牙齿排列错乱,夜间磨牙,紧咬牙,啃咬过硬、过大的食物,长期使用单侧牙齿咀嚼食物,长期手撑下颌、伏案工作,长时间张大口或不当吹奏乐器等),外伤,精神紧张,焦虑,寒冷刺激等。

(三)诊断要点

颞下颌关节紊乱的诊断要点如下。

(1)下颌运动异常:张口受限或张口过大、张闭口时下颌偏斜伴有不对称运动、关节绞锁。

(2)疼痛:关节运动性疼痛。

(3)颌骨错位。

(4)杂音:弹响、破碎音、摩擦音。

(5)头痛、耳部症状、颈部症状、全身症状。

(四)鉴别诊断

(1)颅内肿瘤:可压迫神经产生牵涉痛,引起头痛、下颌痛等症状,影像学检查可见颅内占位性病变。

(2)抑郁症:患者可伴有抑郁等精神症状,抗抑郁治疗有效。

(3)牙病:患者可有牙龈肿痛、口臭等症状。牙病引起的疼痛呈持续性,多局限于齿龈部,局部有龋齿或其他病变,X线检查及牙科检查可以确诊。

(五)器具及药物

(1)1 ml注射器。

(2)曲安奈德或地塞米松10 mg。

(3)5 ml利多卡因(2%)等。

(六)注射操作

(1)患者取仰卧位,颈部放松,头偏向健侧。

(2)在耳屏与鼻翼之间画一连线,当患者张口、闭口时在该连线上轻触颞下颌关节活动处,确认颞下颌关节。

(3)嘱患者略张口,此时下颌骨髁突和关节盘稍滑向前方,耳前呈现一小凹陷,此处即为颞下颌关节上关节腔位置,用记号笔标记为关节间隙。

(4)使用酒精对皮肤进行消毒后,选用5号细针在凹陷处前下方刺入皮肤,进针时针尖斜向上、后、内侧,在皮下及关节囊外稍加浸润,然后向凹陷处深入,垂直进入关节腔,注入配制的药液1~2 ml。

(5)必要时可同时注射下关节腔。

(七)术后处理

(1)术后应避免颞下颌关节过度运动,如张口过大、咬食硬物等。

(2)遵循牙科医生预防夜间磨牙的建议。

(3)通过主动的双侧颞下颌关节同时咬合运动、咬肌收缩来锻炼颞下颌关节。

(八)注意事项

(1)防止穿刺过深,以免误入外耳道内,在穿刺过程中,需要留意外耳道是否穿破。

(2)颞下颌关节的关节盘将关节腔分为上、下两部分,注射时药液应注入两个关节腔,治疗效果更好。

(3)注射过程中避免在关节腔内反复穿刺,以免造成关节盘损伤。

(4)当颞下颌关节发生急性化脓性炎、严重外伤破损或者关节盘脱位时,应首先处理急症。

二、茎乳孔注射术

(一)应用解剖

茎乳孔注射术主要用于治疗面神经炎(又称面神经麻痹)和面肌痉挛。面神经为第Ⅶ对脑神经,由运动根和混合根(含感觉神经纤维和副交感神经纤维)组成,从小脑中脚下缘出脑,进入耳门后两根合成一干,穿内耳道底进入面神经管,于茎乳孔出颅,向前穿过腮腺后分为数支,支配面部的表情肌。面神经进入内耳道后,弯曲走行于颞骨中,于茎乳孔穿出,是人体中穿过骨性管道最长的脑神经。该骨性管道长约 3.5 cm。茎乳孔位于颞骨乳突的内侧,茎突的后方,颈内静脉的外侧。

(二)病因病机

中枢性面神经麻痹(又称中枢性面瘫)的病因以卒中、肿瘤、颅内感染等为主,而周围性面神经麻痹(又称周围性面瘫)的病因则以感染、外伤等为主。约 70% 的面神经麻痹病例为特发性面神经麻痹病例。大部分患者在受凉后,潜伏在面神经感觉神经节处的病毒被激活,出现面神经麻痹。

面神经麻痹的后遗症之一是面肌痉挛。面神经麻痹可引起面神经脱髓鞘,导致面神经电传导范围扩大,引起面部肌肉的发作性抽动(即面肌痉挛)。

(三)诊断要点

面神经麻痹的诊断要点如下。

(1)受凉后或不明原因出现面部麻木、味觉改变、眼干、口眼歪斜、鼻唇沟消失、额纹消失、闭眼障碍等。

(2)辨别中枢性面瘫和周围性面瘫:中枢性面瘫表现为病灶对侧的眼裂以下的表情肌瘫痪,病灶对侧舌肌瘫痪,病灶对侧鼻唇沟消失,口角偏向病灶侧;伸舌偏向病灶对侧;双侧额纹未消失,双侧闭眼正常。周围性面瘫表现为病灶侧的所有表情肌瘫痪,病灶侧额纹消失、闭眼障碍、鼻唇沟消失,伸舌偏向病灶侧。

(3)患者存在的味觉、听觉改变和泪腺分泌障碍为面神经在面神经管内受压的表现。

(4)夜间睡眠时减轻,醒后出现痉挛性抽动,运用解痉、镇静剂治疗无效。

(四)鉴别诊断

(1)牙病:可有牙龈肿痛、口臭等症状。牙病引起的疼痛呈持续性,多局限于齿龈部,局部有龋齿或其他病变,X 线检查及牙科检查可以确诊。

(2)中耳炎:患者可有面部牵涉痛,耳镜检查可见耳内有炎性分泌物,抗生素治疗有效。

(五)器具及药物

(1)1 ml 注射器。

(2)曲安奈德或地塞米松 5～10 mg。

(3)5 ml 利多卡因(稀释至 0.25%～0.5%)等。

(六)注射操作

(1)患者取仰卧位,头转向对侧,患侧脸朝上,并嘱患者张口;常规消毒皮肤。

(2)在患者的耳后,外耳道的下方触诊,确定乳突尖部。穿刺点在乳突前缘和下颌支后缘上部之间的中点处。

(3)针头向后、向上进针约 2 cm 深,直到触及茎突,退针,向茎突后缘方向重新刺入,针尖便可到达茎乳孔的下面,回抽无血后,即可注入 0.1 ml 封闭药液。

(七)术后处理

(1)术后短时间内患者应避免运动。注意观察患者情况。

(2)若患者出现烦躁不安、神志不清等茎乳管内高压症状,应立即抢救。

(八)注意事项

(1)穿刺入茎乳孔不能过深,以免损伤面神经。

(2)注射药物的量不能超过 0.1 ml,大剂量地注射药物可造成听神经受损,严重者出现茎乳管内高压,进而引起严重惊厥或休克。

(3)应尽早使用糖皮质激素,越早应用,面神经损伤越轻,患者越容易恢复,一般很少产生后遗症。口服地塞米松 1.5 mg,每天早上一次,连服 2 周,之后逐渐减少糖皮质激素用量即可。

(4)维生素 B_{12} 等营养神经的药物可一直服用,直至面神经麻痹恢复。

三、三叉神经注射术

(一)应用解剖

三叉神经注射术主要用于面部疼痛的诊断,以确定面部疼痛是否为三叉神经痛。患者面部疼痛剧烈,常无法忍受,无论患者有无其他并发症,为了解除患者的痛苦,均有必要行三叉神经注射术,为行神经松解术做准备。此外,对于带状疱疹后遗神经痛,也可加用少量糖皮质激素进行治疗。

三叉神经为混合神经,是第 V 对脑神经,也是面部最粗大的神经,位于颈动脉与海绵窦外侧、卵圆孔的后上方。三叉神经由眼支(第一支)、上颌支(第二支)和下颌支(第三支)汇合而成,分别支配眼裂以上、眼裂和口裂之间、口裂以下的感觉功能和咀嚼肌运动。

三叉神经含有一般躯体感觉纤维和特殊内脏运动纤维两种纤维:一般躯体感觉纤维的胞体集中在三叉神经节内,由假单极神经元组成,三叉神经节位于颞骨岩部尖端前面的三叉神经压迹处。其中枢突聚集成粗大的三叉神经感觉根,在脑干脑桥臂和脑桥基底部交界处入脑,传导头面部触觉的神经纤维终止于三叉神经脑桥核,传导温觉、痛觉的神经纤维终止于三叉神经脊束核。特殊内脏运动纤维始于三叉神经运动核,其轴突组成三叉神经运动根,从小脑中脚和脑桥基底部交界处出脑,纤维成分加入三叉神经下颌支,支配咀嚼肌等肌肉的运动。

(二)病因病机

三叉神经痛从病因学的角度可分为原发性三叉神经痛和继发性三叉神经痛两类。原发性三叉神经痛多见于 40 岁以上的中老年人,女性略多于男性,单侧多见,双侧少见,右侧多于左侧。疼痛多由一侧三叉神经上颌支或下颌支分布区域开始出现,逐渐扩散到两支分布区域,甚至三支均受累。其病因不明,现多认为是多种因素导致的血管搏动性压迫所致。继发性三叉神经痛多见于 40 岁以下者,通常没有扳机点,诱发因素不明显,疼痛常呈持续性,部分患者可有肿瘤、炎症、血管畸形等原发性疾病的其他表现。

(三)诊断要点

三叉神经痛的诊断要点如下。

(1)三叉神经痛是在面部三叉神经分布区域内出现的短暂的、反复发作的阵发性剧痛,又称痛性抽搐。骤发、骤停,呈闪电样、刀割样、烧灼样,患者难以忍受。说话、洗脸、刷牙或微风拂面,甚至走路时都会出现阵发性剧痛,历时数秒或数分钟,呈周期性发作,发作间歇期正常。

（2）当三叉神经节以上节段受损时，患者可出现患侧头面部皮肤及舌、口、鼻腔黏膜的一般感觉丧失；角膜反射消失；患侧咀嚼肌瘫痪，张口时下颌偏向患侧。

（3）当三叉神经节以下节段受损时，患者可出现各单支损伤表现。

（4）当三叉神经眼支受损时，患者出现患侧眼裂以上皮肤感觉障碍，角膜反射消失。

（5）三叉神经上颌支受损可引起患侧下睑及上唇皮肤、上颌牙齿、牙龈及硬腭黏膜的感觉障碍。

（6）三叉神经下颌支受损可引起患侧下颌牙齿、牙龈、舌前 2/3 和下颌皮肤的一般感觉障碍，并有患侧咀嚼肌的运动障碍。

（四）鉴别诊断

（1）牙病：牙病引起的疼痛呈持续性，多局限于齿龈部，局部有龋齿或其他病变，X 线检查及牙科检查可以确诊。

（2）鼻窦炎：如额窦炎、上颌窦炎等，疼痛呈局限性、持续性，患者可有发热、鼻塞、流脓涕及局部压痛等症状。

（3）单侧青光眼急性发作：疼痛呈持续性，不放射，患者可有呕吐，伴球结膜充血、前房变浅及眼压增高等。

（4）颞下颌关节炎：疼痛局限于颞下颌关节腔，呈持续性，关节部位有压痛，伴颞下颌关节运动障碍，疼痛与下颌活动关系密切，可行 X 线检查及专科检查协助诊断。

（5）偏头痛：疼痛范围广泛，发作前多有视觉先兆，如视物模糊、暗点等，可伴呕吐。疼痛呈持续性，时间长，往往持续半日至 2 日。

（6）小脑脑桥角肿瘤：以胆脂瘤多见，脑膜瘤、听神经鞘瘤次之，后两者有其他脑神经受累，共济失调及颅内压增高表现较明显。X 线检查、头部 CT 及 MRI 检查等可协助诊断。

（7）鼻咽癌：常伴有鼻衄、鼻塞，肿瘤可侵犯多数脑神经，颈淋巴结肿大，行鼻咽部活检及影像学检查等可确诊。

（8）舌咽神经痛：疼痛部位不同，常位于软腭、扁桃体、咽后壁、舌根及外耳道等处。疼痛由吞咽动作诱发。用 1% 可卡因等喷咽区后疼痛可消失。

（五）器具及药物

（1）1 ml 注射器。

（2）5 号针头。

（3）0.1 ml 苯酚甘油（6.5%）。

（4）1～2 ml 利多卡因（0.5%）等。

（六）注射操作

（1）患者取仰卧位，面朝上，咬紧牙关，使咬肌鼓起。常规消毒皮肤。术者站在患者身旁，在咬肌内缘、靠近嘴角外侧 3 cm 处进行表皮浸润麻醉。

（2）进针方向与该侧瞳孔相垂直，针尖便可触及蝶骨大翼的颞下面，此时针尖位置在卵圆孔的前方，进针 4.5～6 cm，确定针尖位于颞下面时，稍微退针调整方向，略向下方重新进针，直到进针深度达 6 cm 以上时，便已进入卵圆孔。此时若仅有三叉神经下颌支分布区皮肤的异感，则针尖很可能尚未完全进入卵圆孔，只是触及了三叉神经下颌支。

（3）针尖进入卵圆孔常可引出三叉神经下颌支分布区皮肤的异感，若进针更加靠前深入,还可引出三叉神经眼支或上颌支分布区皮肤的异感,根据三叉神经不同分支分布区皮肤的异感可以判断穿刺针在三叉神经节周围的位置。

(4)注药之前应回抽,认真查看有无血液或者脑脊液,检查安全后便可注射药液。

(七)术后处理

(1)注意观察治疗后面部疼痛的改善情况和持续时间。

(2)观察患者有无眼周淤血及黑眼圈出现,有无感染症状。

(3)观察患者有无脑脊液压力改变引起的症状(如头痛、头晕等)。

(八)注意事项

(1)卵圆孔周围血管较多,进针定位和方向需要严格掌握。

(2)注药速度一定要慢,如有眩晕综合征出现,应立即停止注药并采取输液、吸氧等措施。

(3)注射区皮肤可能会出现疱疹,应该保持注射区皮肤清洁,防止感染。

(4)严格控制进针深度和注药量,进针不可过深、药量不可过大,否则易造成三叉神经眼支损伤,甚至同侧角膜病变及失明。

四、枕神经注射术

(一)应用解剖

枕神经注射术常用于枕神经痛及颈源性头痛的治疗。枕神经痛是一种复发性、阵发性、烧灼样疼痛,局限在枕部区域,是由各种因素刺激枕大神经、枕小神经、第三枕神经、耳大神经等而引起的疼痛。一般认为枕部皮肤感觉主要由枕大神经支配,枕小神经次之。第三枕神经痛相对较少见。目前,枕大神经痛、枕小神经痛及颈源性头痛是临床研究的热点。

(1)枕大神经:第2颈神经后支的分支,在斜方肌的起点、上项线下方浅出,伴枕动脉的分支上行,分布至枕部皮肤。

(2)枕小神经:沿胸锁乳突肌后缘上升,分布于枕部及耳廓背面上部的皮肤。

(3)耳大神经:沿胸锁乳突肌表面向耳垂方向上行,分布至耳廓及其附近的皮肤。

(4)第三枕神经:第3颈神经后支的内侧支。在第2~3颈椎椎间孔处发自第3颈神经,向后绕第2~3颈椎关节突关节下方的骨性纤维管至横突间肌后内侧,然后向后上方走行至头半棘肌,在枢椎棘突水平面处平均旋转82°穿过头半棘肌或斜方肌,在头半棘肌或斜方肌浅面竖直向上走行,并与枕大神经相交通,分布于枕部皮肤。

(二)病因病机

枕神经痛是由枕大神经、枕小神经受刺激,偶可由耳大神经、颈皮神经或锁骨上神经受损引起,也可由上颈段颈椎病、寰枕部先天畸形、椎管内病变、脊髓肿瘤、转移性肿瘤、脊柱结核、骨关节炎、上呼吸道感染、风湿病、痛风和糖尿病等引起。个别自发,吹空调、吹冷风亦可能诱发。

(三)诊断要点

枕神经痛的诊断要点如下。

(1)单侧或双侧疼痛,符合诊断要点(2)~(5)。

（2）疼痛位于枕大神经、枕小神经和（或）第三枕神经分布区内。

（3）疼痛至少符合下列 3 项中的 2 项。

①反复发作的阵发性疼痛，持续数秒至数分钟。

②重度疼痛。

③疼痛呈撕裂样、针刺样或锐痛。

（4）疼痛伴发下列全部 2 项。

①对头皮和（或）头发的良性刺激可出现明显的感觉减退和（或）触痛。

②至少符合下列 2 项中的 1 项：a. 受累神经分支的压痛；b. 枕大神经出颅处或枕大神经分布区为诱发点。

（5）对受累神经行局麻药阻滞可使疼痛暂时缓解。

（6）不能用其他诊断更好地解释。

（四）鉴别诊断

（1）枕神经放射痛：由寰枢关节或上颈段关节突关节疾病导致。

（2）颈部放射痛：颈部肌肉、韧带损伤导致的疼痛。

（五）器具及药物

（1）5 ml、20 ml 注射器。

（2）曲安奈德或地塞米松 20 mg。

（3）15～30 ml 普鲁卡因/利多卡因（0.25%）。

（4）1 ml 维生素 B_{12} 注射液等。

（六）注射操作

枕大神经注射术的操作步骤如下。

（1）患者取坐位，头前屈，使头颈部处于头低位；常规消毒皮肤。

（2）在枕外隆凸和乳突之间跨过上项线，可寻找到枕大神经，可以通过触及枕动脉的搏动协助定位，在此处操作最方便。

（3）在斜方肌颅底附着点的外缘穿刺，向头侧方向进针，直至触及颅底骨组织，退针 1～2 mm。回抽无血液或脑脊液后，注入药液 3～5 ml。

（七）术后处理

（1）注意观察治疗后颈部疼痛的改善情况和持续时间。

（2）必要时可配合颈椎牵引进行辅助治疗。

（八）注意事项

（1）有药物误入头皮静脉、枕动脉、枕骨大孔或颅骨缺损区的可能性，注射过程需缓慢，注射药物的量要适中。

（2）若疼痛不缓解甚至加剧，需要前往神经内科进行神经系统检查、头颅影像学检查，以防止脑血管意外的发生。

五、颈椎小关节注射术

（一）应用解剖

颈椎小关节注射术，适用于慢性颈椎关节突关节炎，急、慢性颈椎扭伤，颈神经根炎等有颈肩痛症状的患者。

颈椎是人体脊椎的一部分,由七块椎骨组成。颈椎之间存在的小关节称为关节突关节。关节突关节由上下相邻的两个椎骨之间的关节面、关节囊和关节囊周围的韧带组成。这些关节突关节的存在使颈椎具有一定的灵活性,使头部能自由转动和倾斜。

(二)病因病机

颈部肌肉扭伤、受到风寒侵袭发生痉挛,头部突然快速转动、工作中姿势不良和颈部慢性劳损,可使颈椎的活动超出正常范围,导致关节突关节发生移位,引起急、慢性滑囊炎或滑膜嵌顿;同时伴有椎体一定程度的旋转性移位,使上、下关节突所组成的椎间孔的横、纵径皆减小,导致颈椎平衡失调,即中医所说的"骨错缝、筋出槽"。

(三)诊断要点

颈椎小关节紊乱的诊断要点如下。

(1)有长期低头工作的劳损史,或有颈部过度前屈、过度扭转的外伤史。

(2)颈部活动受限,颈部僵硬、酸痛不适,触诊可有颈椎侧弯。

(3)颈后部有固定压痛点,项韧带及两侧有压痛点。

(4)颈部活动时有小关节弹响声,颈部可触及条索状、结节状的粘连增厚点。

(5)X线片显示:陈旧性颈椎增生退行性变,生理曲度变直,颈椎前凸减少或消失,或颈椎反曲,或椎间隙后缘增宽,椎体向侧方移位。侧位 X 线片可显示双边影。

(四)鉴别诊断

(1)颈椎肿瘤:影像学检查可见颈椎占位性病变。

(2)颈椎结核:影像学检查可见颈椎占位性及虫蚀样改变。

(3)脊髓空洞症:影像学检查可见脊髓空洞阴影。

(五)器具及药物

(1)5 ml、10 ml 注射器。

(2)曲安奈德或地塞米松 20 mg。

(3)15~20 ml 普鲁卡因/利多卡因(0.25%)等。

(六)注射操作

(1)患者取坐位,头前屈,使头颈部处于头低位;或者采取俯卧位、侧卧位,头前屈,稍向健侧偏斜,标记出痛点。常规消毒皮肤。

(2)向关节突关节间隙进针,在棘突间痛点处垂直进针 1~3 cm,注药前回抽,若无血液或脑脊液,则注射药液 2~4 ml,然后在棘突周围用少量药液进行浸润操作。将药液注入小关节囊内或小关节囊的周围,均有效。

(七)术后处理

(1)注意观察治疗后颈部疼痛的改善情况和持续时间。

(2)必要时可配合颈椎牵引进行辅助治疗。

(八)注意事项

注药前应回抽,无血液或脑脊液后再注射药液,以免误入血管和蛛网膜下隙。

六、斜角肌间隙注射术

(一)应用解剖

斜角肌间隙位于颈根部、胸锁乳突肌深面,由前、中斜角肌和第1肋上面围成。斜角肌间隙的内缘为颈椎,前、后缘为斜角肌,底部为第1肋,有锁骨下动脉和臂丛自此间隙通过。此间隙在临床上(尤其外伤或手术时)有意义。斜角肌间隙注射术常用于治疗神经根型颈椎病,以减轻放射性疼痛、麻木等症状;还可用于治疗肩关节周围炎、颈肩综合征、胸廓出口综合征、前斜角肌综合征、膈神经痛等。

(二)病因病机

臂丛神经根经斜角肌间隙穿出,行于锁骨下动脉后上方,经锁骨后方进入腋窝。在臂丛神经根经过第1肋上缘部或臂丛神经根自椎间孔发出经过颈椎横突的前侧,易于受到前斜角肌压迫。臂丛神经、血管等重要组织均在第1肋和锁骨之间的区域通过。肩部下垂、高位胸骨、高位第1肋或臂丛位置偏后等因素可造成第1肋与锁骨之间的相对位置发生变化,导致神经和血管受压,引起手臂麻木和上肢、头颈部疼痛。臂丛神经受到长期慢性刺激而引起前斜角肌痉挛、肥大。痉挛、肥大的肌肉进一步提高第1肋,加重对臂丛神经的刺激,形成恶性循环。造成神经根型颈椎病时,引起肩、臂、手部症状;造成肩关节周围炎时,引起肩关节活动受限、疼痛及肌肉萎缩等症状;还可引起交感神经型颈椎病。

(三)诊断要点

(1)颈椎病:神经根型颈椎病患者的疼痛性质属根性神经痛,呈闪电样放射性疼痛,与神经根分布区域一致,压痛点多在患侧颈椎关节突关节,X线片示颈椎骨质增生,椎体关节错位。交感神经型颈椎病患者一侧面部或半身出汗,另一侧不出汗,患侧手部发绀(即雷诺现象)。

(2)颈肩综合征:疼痛局限于颈肩部,可伴有头枕部痛、上肢痛,还可有酸胀、僵硬、沉重、麻木和刺痒感。患者可表现为颈部活动痛性受限,颈项部压痛、叩痛,颈后伸(或压颈)致颈肩痛,即Spurling征阳性。

(3)肩关节周围炎:肩部逐渐产生疼痛,夜间为甚,逐渐加重,肩关节活动受限而且日益加重。

(4)前斜角肌综合征:疼痛为缺血性跳痛,骤然起病,伴有酸痛不适。疼痛开始于颈部,放射到手与手指,以麻木及麻刺感明显,出现疼痛的部位没有明确的界限。颈椎的活动可使疼痛加重,颈部伸直可使斜角肌间隙变小而加重疼痛,颈部屈曲能使斜角肌间隙加大,疼痛可得到缓解。牵引患肢使肩胛骨下降可使症状加重。

(四)鉴别诊断

(1)颈椎肿瘤:影像学检查可见颈椎占位性病变。

(2)颈椎结核:影像学检查可见颈椎占位性及虫蚀样改变。

(3)脊髓空洞症:影像学检查可见脊髓空洞阴影。

(五)器具及药物

(1)5 ml、30 ml注射器。

(2)曲安奈德或地塞米松 20 mg。

(3)15～30 ml 普鲁卡因/利多卡因(0.25%)等。

(六)注射操作

(1)患者取仰卧位,头略转向健侧,让患者将头抬起,离床。

(2)术者将右手示指及中指放在患者胸锁乳突肌的后缘,再嘱患者将头放置于床上,肌肉放松,此时术者的示指及中指触摸胸锁乳突肌较深处,触及前斜角肌的肌腹后,再向后滑就可将指尖滑入前斜角肌与中斜角肌之间的沟内,深压即可摸到横突的前结节和后结节。常规消毒皮肤。

(3)用普通肌内注射的 5 号针头,在术者示指与中指之间刺入患者皮肤,1 cm 深即可。进入斜角肌间隙的筋膜囊内,抽吸无回血或脑脊液后注入药液 5～10 ml。

(七)术后处理

(1)注意观察治疗后颈部疼痛的改善情况和持续时间。

(2)必要时可配合颈椎牵引等进行辅助治疗。

(八)注意事项

进针深度不超过 1 cm,不可来回探针,以免针尖向内后方穿破肌筋膜而伤及臂丛神经;避免伤及椎动脉形成血肿而压迫椎动脉,引起脑基底动脉供血不足。

七、星状神经节注射术

(一)应用解剖

星状神经节注射术属于交感神经封闭注射疗法。星状神经节又名颈胸神经节,呈梭形或星形,是颈部交感神经节之一,由颈下神经节与第 1 胸神经节融合而成。颈交感干是胸交感干的延续,位于颈血管鞘的后方,颈椎横突的前方。每侧有 3 个交感神经节:①颈上神经节,与第 1 颈椎相对应;②颈中神经节,与第 6 颈椎相对应;③颈下神经节,位于第 7 颈椎横突基底部和第 1 肋骨颈前面,椎动脉起始部的后方,常与第 1 胸神经节合并成星状,故称为星状神经节或颈胸神经节。由颈 8 至胸 1 节段脊髓灰质外侧角发出的交感神经纤维,在星状神经节换元向上,支配眼睑肌、毛细血管平滑肌及汗腺。星状神经节发出的交感神经纤维还参与构成心丛,调节心脏、血管的活动。

(二)病因病机

星状神经节紊乱的诊断要点如下。

当炎症等各种因素刺激星状神经节时,会使交感神经兴奋,患者表现为易怒、失眠、皮肤发凉、出冷汗等,而星状神经节注射术就是通过将抗炎镇痛药物注射于星状神经节周围,降低其兴奋性,促使机体恢复到正常状态。

(三)诊断要点

(1)中枢神经表现:内分泌功能、免疫功能紊乱。

(2)周围神经表现:心血管运动障碍,腺体分泌、支气管收缩及痛觉传导异常,肌肉紧张等。

（四）鉴别诊断

（1）颈椎肿瘤：影像学检查可见颈椎占位性病变。

（2）颈椎结核：影像学检查可见颈椎占位性及虫蚀样改变。

（3）脊髓空洞症：影像学检查可见脊髓空洞阴影。

（五）器具及药物

（1）5 ml、30 ml 注射器。

（2）曲安奈德或地塞米松 20 mg。

（3）20 ml 普鲁卡因/利多卡因（0.25%）等。

（六）注射操作

（1）患者取仰卧位，去掉枕头或垫薄枕，让患者放松，充分暴露颈部。常规消毒皮肤。

（2）在胸锁乳突肌前缘，胸骨柄以上 2 横指处，术者用左手示指、中指深压触诊第 6 颈椎横突前结节即颈动脉结节。

（3）将胸锁乳突肌及颈外动脉鞘的内容物压向外侧，暴露穿刺部位间隙。

（4）术者用右手持注射器在触及颈动脉结节的部位垂直进针，直达第 6 颈椎横突的骨面，将针后退 1～2 mm，回抽无血液或脑脊液后即可注入药液。

（七）术后处理

（1）注意观察治疗后颈部有无血肿，患者有无过敏反应。

（2）注意观察患者有无呼吸困难等症状，予以相应治疗。

（八）注意事项

（1）星状神经节注射术在第 6 颈椎处操作相对安全，但注射的药物并非直接作用于星状神经节，而是在相当于颈中神经节水平的部位起作用，因此需要采用低浓度大剂量注射的方法，才能使药物渗透扩散到星状神经节，产生良好的治疗作用。

（2）星状神经节注射术可能诱发喉返神经阻滞，术后应间隔较长时间再进食进水。

八、颈丛注射术

（一）应用解剖

颈丛注射术主要用于治疗颈浅丛或颈深丛分布区以内的各种痛症。颈丛位于肩胛提肌和中斜角肌起端的腹外侧，胸锁乳突肌上部的深面。颈丛由第 1～4 颈神经的前支构成。颈丛的分支有浅支（亦称为颈丛皮支）和深支。颈丛皮支由胸锁乳突肌后缘中点附近穿出，位置表浅，散开行向各方，其穿出部位是颈部皮肤浸润麻醉的一个阻滞点。颈丛皮支向前分出颈横神经，横过胸锁乳突肌浅面向前，分布于颈部皮肤；向下分出锁骨上神经，有 2～4 支分布于颈侧部、胸壁上部和肩部的皮肤；向后分出枕小神经，沿胸锁乳突肌后缘上升，分布于枕部及耳廓背面上部的皮肤；向后上分出耳大神经，沿胸锁乳突肌表面行向前上，分布至耳廓及其附近的皮肤。颈丛深支主要支配颈部深肌、肩胛提肌、舌骨下肌群和膈肌，并与舌下神经、迷走神经、副神经以及交感神经干相连。

（二）病因病机

当炎症、咽部恶性肿瘤、急慢性颈部扭挫伤等各种因素刺激颈丛神经时，会引起颈部的各种痛症。颈丛注射术产生治疗作用的主要原理,是用封闭药物的弱刺激代替了病理性疼痛的强刺激,阻滞恶性疼痛的反射弧,使疼痛得到缓解或消失。

(三)诊断要点

颈丛神经刺激的诊断要点如下。

(1)表现为阵发性头痛,同时会伴有头晕、耳鸣及视物模糊,有时可伴有恶心、呕吐症状。

(2)颈部症状:颈椎神经痛是典型症状,可表现为胀痛、刺痛、抽痛等;若神经受压,患者还可伴有颈部酸胀、麻木、活动受限等症状;对于严重的颈椎神经痛,通常在按压后颈时症状更明显,疼痛可呈刀割样、针刺样。

(3)上肢症状:若上肢的颈部神经受压,可出现上肢放射性疼痛、酸胀、麻木、无力等。

(四)鉴别诊断

(1)颈椎肿瘤:影像学检查可见颈椎占位性病变。

(2)颈椎结核:影像学检查可见颈椎占位性及虫蚀样改变。

(3)脊髓空洞症:影像学检查可见脊髓空洞阴影。

(五)器具及药物

(1)5 ml、30 ml 注射器。

(2)曲安奈德或地塞米松 20 mg。

(3)30 ml 普鲁卡因/利多卡因(0.25%)等。

(六)注射操作

(1)患者取仰卧位,头转向对侧,充分暴露颈部,自乳突至第 1 颈椎横突画一条直线。常规消毒皮肤。

(2)颈浅丛注射术:穿刺点位于胸锁乳突肌后缘中点、后缘,垂直刺入皮肤,缓慢进针。有刺破纸样落空感时表明针尖已穿过颈阔肌,不可过深,回抽无血液和脑脊液后,将局麻药注射至颈阔肌和皮下。亦可在颈阔肌表面向横突、锁骨和颈前方做浸润注射,以阻滞颈浅丛各分支,一般每侧药量为 10~20 ml。

(3)颈深丛注射术:①颈前阻滞法:对穿出椎间孔的第 2~4 颈神经实施阻滞,但因并发症较多,现多已不用。②肌间沟阻滞法:在前斜角肌和中斜角肌间的肌间沟顶端平第 4 颈椎垂直进针,再稍向后、向下进针,有异感或触及横突,回抽无血液和脑脊液后,注射药液,药液沿斜角肌间隙及椎前筋膜深侧扩散,阻滞颈丛根部。

(七)术后处理

(1)注意观察治疗后颈部有无血肿,患者有无过敏反应。

(2)注意观察患者有无呼吸困难等症状,予以相应治疗。

(八)注意事项

(1)行颈深丛注射术,注射药液时可将患者置于头低位,以助于药液向上扩散。

(2)药液扩散至交感神经后可以引起短暂的 Horner 综合征,要注意观察。

九、膈神经注射术

(一)应用解剖

目前膈神经注射术在临床上常用于治疗顽固性呃逆等。膈神经主要由第4颈神经前支发出,第3、5颈神经前支可发出分支参与,在前斜角肌外侧缘上份形成主干,沿前斜角肌外上缘下行,在锁骨下动、静脉间穿出颈部进入胸廓,穿出纵隔抵达膈肌。膈神经是颈丛中最重要的神经。它是混合神经,其运动纤维支配膈肌,感觉纤维分布于胸膜、心包。一般认为,右侧膈神经的感觉纤维还可分布到肝、胆囊和胆道系统。

(二)病因病机

肿瘤(尤其是影响到孤束核的肿瘤)、药物中毒、肺底部肺炎、肝胆疾病、晚期贲门癌等各种因素可引起或诱发顽固性膈肌痉挛。

(三)诊断要点

膈神经刺激的诊断要点如下。

(1)膈肌麻痹:引起局部麻木感和不适,严重时可能会导致患者出现头晕、头痛、恶心、呕吐,并伴有四肢乏力和精神倦怠、发热等症状。

(2)呼吸抑制:膈神经受损后,患者没有办法自主呼吸,呼吸会逐渐减弱,并伴有胸闷气短和呼吸不畅等症状,部分患者还会有窒息感。

(3)膈肌痉挛:通常表现为呃逆,患者自己没有办法控制。

(四)鉴别诊断

(1)胆囊炎、胆囊结石:疼痛位于右上腹或上腹部,呈阵发性,或者持续疼痛阵发性加剧,可向右侧肩胛部和背部放射,可伴有恶心、呕吐。影像学检查可确诊。

(2)急性肝炎:患者近期出现低热、全身疲乏无力、食欲减退,伴有恶心、呕吐、厌油腻、肝区不适及尿黄等症状,休息后不见好转。

(3)胃溃疡、反流性食管炎:患者有反酸、恶心、腹胀、上腹隐痛等症状,食管处有烧灼感,伴有食管疼痛等异常表现,可以通过钡餐或胃镜检查来确诊。

(五)器具及药物

(1)5 ml、10 ml注射器。

(2)曲安奈德或地塞米松10 mg。

(3)10 ml利多卡因(2%)等。

(六)注射操作

(1)患者取仰卧位,去掉枕头或垫薄枕,让患者放松,充分暴露颈部。常规消毒皮肤。

(2)让患者将头抬起,术者将示指和中指插入胸锁乳突肌的后缘,触及前斜角肌的前面,推开胸锁乳突肌,穿刺点应位于锁骨上3 cm处。

(3)穿刺时术者用左手拇指、示指捏起胸锁乳突肌,右手持穿刺针经皮丘沿胸锁乳突肌和前斜角肌的肌间沟平行、缓慢进针,在胸锁乳突肌下面朝后内方向刺入,深1～1.5 cm,此时有刺破前筋膜的感觉,同时有阻力消失感,不用刻意寻找异感。

(4)回抽无血液和脑脊液后,注射药液5～10 ml。

(七)术后处理

观察患者呃逆发作的频率是否降低或呃逆停止。

(八)注意事项

对膈神经的封闭注射治疗需要双侧同时进行,以获得更好的治疗效果。

(杨　晗　乔山旭　刘健华　李俊桦　赵冰洋　薛　凡　谢思远　许日明　黄　健)

第三章 胸部侵入性治疗

一、胸锁关节注射术

（一）应用解剖

胸锁关节是上肢骨与躯干骨之间的唯一关节,由锁骨的胸骨端与胸骨锁切迹和第1肋软骨上缘构成。胸锁关节有一小半月板,属多轴关节。关节囊坚韧,其前方、后方和上方分别有韧带加强。关节囊内有纤维软骨盘,将关节腔分为外上和内下两部分。胸锁关节可向上、向下活动约60°,向前、后活动20°～30°,还可做旋转和环转运动。

（二）病因病机

胸锁关节损伤最常见于车祸,其次为运动创伤(如体操运动员),且常伴有胸锁关节半脱位。肩关节过度外展、锁骨外端上方受力时可牵拉胸锁韧带和肋锁韧带导致损伤,若外力较大可引起胸锁关节脱位。

（三）诊断要点

胸锁关节损伤的诊断要点如下。

轻度损伤时,肩关节活动带动胸锁关节,造成胸锁关节处疼痛、肿胀,胸锁关节保持稳定。损伤较重时,可造成胸锁关节脱位。

（四）鉴别诊断

(1)锁骨骨折:局部肿胀、皮下淤血、压痛或有畸形,畸形处可触及移位的骨折断端,肩部下垂,触诊时骨折部位压痛,可触及骨擦感及锁骨的异常活动。影像学检查可确诊。

(2)胃溃疡,反流性食管炎:患者有反酸、恶心、腹胀、上腹隐痛等症状,食管处有烧灼感,伴有食管疼痛等异常表现,可以通过钡餐或胃镜检查来确诊。

（五）器具及药物

(1)1 ml注射器。

(2)曲安奈德或地塞米松10 mg。

(3)1～2 ml利多卡因(2%)等。

（六）注射操作

(1)患者取仰卧位或者半坐位。常规消毒皮肤。

(2)轻度损伤时,胸锁关节稳定,可行局部注射治疗,找到压痛点,回抽无血液后,将药液注射到韧带表面。

(3)当损伤较重,存在胸锁关节脱位时,可用"8"字形绷带固定2周后予以治疗。确定关节面的中心点为穿刺点,垂直进针,穿破关节囊进入关节腔,回抽无血液后注入药液。

(七)术后处理

急性期可以悬吊上肢,以帮助恢复。

(八)注意事项

封闭注射治疗后应适当休息 1～2 周。

二、肋间神经注射术

(一)应用解剖

肋间神经注射术主要用于治疗胸腹壁部位的痛症。肋间神经是脊神经之一,位于肋间隙,由胸神经前支形成,每侧各 11 条,第 12 胸椎对应的神经为肋下神经。上 6 对肋间神经到达胸骨侧缘浅出;下 6 对肋神经斜向下内,行于腹内斜肌与腹横肌之间,并进入腹直肌鞘,在白线附近穿腹直肌鞘的前壁浅出。这些浅出的神经支称为前皮支,分布于胸腹前壁的皮肤。第 4、5、6 肋间神经的皮支分布于乳房。肋间神经的肌支,支配肋间内、外肌,胸横肌,上、下后锯肌,腹内、外斜肌,腹横肌和腹直肌。

(二)病因病机

肋骨、纵隔及胸膜病变,胸椎损伤,胸椎结核,胸椎退行性变,肿瘤,强直性脊柱炎等,可压迫和刺激肋间神经引起炎症反应,导致疼痛。此外,带状疱疹也是肋间神经痛的常见病因,疼痛可先于疱疹出现。

(三)诊断要点

肋间神经刺激的诊断要点如下。

疼痛部位由后向前,沿相应的肋间隙分布,呈半环形,疼痛为刺痛或烧灼样痛。咳嗽、深呼吸或打喷嚏时疼痛加重,疼痛多发于一侧的某支肋间神经分布区域。

(四)鉴别诊断

(1)肋软骨炎:疼痛部位比较局限,局部有明显肿胀、压痛,活动时或劳累后加重,使用消炎镇痛药物治疗有效。

(2)局限性胸膜炎:疼痛范围多呈放射状,延伸至腹部、颈部或肩胛部。按压疼痛部位时,胸痛可能有所缓解。

(五)器具及药物

(1)5 ml、30 ml 注射器。

(2)曲安奈德或地塞米松 20 mg。

(3)15～20 ml 普鲁卡因/利多卡因(0.25%)。

(4)1 ml 维生素 B_{12} 注射液等。

(六)注射操作

(1)患者体位的准备:需要根据不同的注射术,选择合适的体位。

①仰卧位:适用于肋角处肋间神经注射术、腋前线和腋后线处肋间神经注射术,双侧阻滞时患者可采用俯卧位,腹部垫枕,双手自然下垂,两侧肩胛骨远离中线。

②侧卧位:适用于肋角处肋间神经注射术、腋前线和腋后线处肋间神经注射术,单侧阻滞或俯卧位困难者可采用健侧卧位,患者抱肩、低头,屈颈弓背以增加后肋间隙的暴露,便于穿刺操作。

③坐位:患者双手抱头,双臂外展,使肩胛骨分开远离中线。

(2)体表定位:因肋间神经皮支重叠分布,故注射范围应大于镇痛区域1～2个节段。

①肋角处肋间神经注射术:确定阻滞范围,在后正中线旁开7～8 cm,骶棘肌外侧缘与肋骨下缘相交处进行操作。此处风险较小,但不能阻滞胸神经后支及交感神经交通支。

②腋前线处肋间神经注射术:决定阻滞范围后,在预定阻滞部位的肋骨下缘做标记。在此处可阻滞肋间神经前皮支,适用于胸骨骨折疼痛的治疗。

③腋后线处肋间神经注射术:决定阻滞范围后,在预定阻滞部位的肋骨下缘做标记。在此处可阻滞肋间神经外侧皮支和前皮支,但不能阻滞后皮支。

(3)常规消毒皮肤。

(4)不同肋间神经注射术的具体操作步骤如下。

①肋角处肋间神经注射术:术者用左手拇指、示指固定进针点,先做一皮丘,随后右手持注射器垂直进针至肋骨外侧面,然后使针尖滑至肋骨下缘,后稍进针0.2～0.3 cm,当阻力消失时,回抽无血液、无气体后,注入药液5 ml。

②腋前线和腋后线处肋间神经注射术:先在标记部位做一皮丘,进针时针尖斜面与肋骨平行,触及肋骨下缘骨面后针尖稍下滑,继续进针0.2～0.3 cm,当阻力消失时,针尖即进入肋间内、外肌之间。回抽无血液、气体后,注入药液5 ml。

(七)术后处理

嘱患者卧床休息片刻,注意观察患者有无并发气胸。

(八)注意事项

(1)自第9肋起,肋间神经不再位于肋沟内,而是位于下一肋骨上缘内侧。因此,在做第9、10肋间神经阻滞时,应在下一肋骨上缘垂直进针,至其深层注入药液。

(2)操作时应严格掌握进针深度,以防刺破胸膜发生气胸。

(3)避免反复穿刺,以免刺伤血管。

三、肋软骨注射术

(一)应用解剖

肋软骨炎指胸骨与肋骨交界处的肋软骨发生的炎症,常见于第2～4肋软骨处,患者有疼痛伴肿胀感,按压或活动时疼痛可加重。Tietze最早报道该病,故亦称Tietze病。肋软骨由透明软骨构成,位于肋骨的前端,呈扁圆形。上7对肋软骨与胸骨相连(真肋);第8～10对肋软骨依次连接于上位肋软骨(假肋);第11、12对肋软骨末端游离于腹壁肌层中(浮肋)。

(二)病因病机

肋软骨炎的病因不明确,可分为非特异性肋软骨炎和感染性肋软骨炎。非特异性肋软骨炎较常见。非特异性肋软骨炎是肋软骨的非特异性、非化脓性炎症,为肋软骨与胸骨交界处发生的不明原因非化脓性肋软骨炎性病变,表现为局限性疼痛伴肿胀,为自限性疾病。

（三）诊断要点

肋软骨炎的诊断要点如下。

（1）该病好发于体力劳动者，女性多于男性，可见胸前部单根或多根肋软骨肿大、局部疼痛，以第2～4肋软骨多见。疼痛时轻时重，可反复发作。

（2）肋软骨局限性隆起，可有压痛，无红肿。

（3）胸部X线片、血常规，一般无明显异常。

（四）鉴别诊断

（1）冠心病：一般会出现持续性胸痛，多在活动后或情绪激动时发病，心电图会出现相应改变，休息或者服用硝酸甘油后疼痛可缓解或消失。

（2）隐性肋骨骨折：常发生于第2～4肋的前胸壁处，较局限，仅有轻微疼痛，后期会出现骨痂、局部肿胀，且胸部X线片会出现骨折线。

（3）肿瘤：生长较快，X线片可显示骨质破坏。

（五）器具及药物

（1）5 ml注射器。

（2）曲安奈德或地塞米松20 mg。

（3）50 ml普鲁卡因/利多卡因（0.25%）等。

（六）注射操作

（1）患者取仰卧位，仔细寻找明显隆起的部位和压痛点。

（2）常规消毒皮肤。

（3）手持注射器在压痛点旁先做浸润注射，后斜刺到压痛点，回抽无血液、气体后，注入少量药液。

（七）术后处理

嘱患者卧床休息片刻，注意观察患者有无并发气胸。

（八）注意事项

封闭注射操作要小心，防止穿刺到胸腔。

四、胸神经根注射术

（一）应用解剖

胸神经分别由第1～12胸背神经的前根和后根组成。各胸神经从同序号胸椎下方的椎间孔穿出，立即分为四支：前支、后支、脊膜支和交通支。

（二）病因病机

胸神经痛主要是由胸部占位性病变，或者是其他原因引起胸膜增厚，刺激胸神经而导致，也可由精神压力过大等生理性因素导致。

（三）诊断要点

胸神经刺激的诊断要点如下。

（1）背部疼痛：胸神经痛患者多会出现背部疼痛，主要表现为背部一侧出现阵发性疼痛，疼痛呈针刺样或者烧灼样。

（2）咳嗽：胸神经痛可能是胸膜炎导致的，发作时会出现疼痛、咳嗽、胸闷等症状。也可能是胃食管反流引起的，表现为胸骨后刺痛、咳嗽。

（3）胸部疱疹：水痘-带状疱疹病毒感染引起胸神经痛时，患者胸部会出现疱疹，疼痛剧烈，影响睡眠。

（四）鉴别诊断

（1）心肌缺血、心绞痛：多表现为闷痛、压榨性疼痛或胸骨后、咽喉部紧缩感，口服硝酸甘油可缓解，心电图可明确诊断。

（2）主动脉夹层、动脉瘤：胸部撕裂样疼痛，普通的镇痛药无法控制。

（3）乳腺增生：疼痛在经前期尤其明显，表现为规律性乳房胀痛、胸部不适。

（五）器具及药物

（1）5 ml、10 ml 注射器。

（2）5 ml 曲安奈德或地塞米松。

（3）30 ml 利多卡因（1%）等。

（六）注射操作

（1）患者取俯卧位、侧卧位或坐位，确认背部中线，确定拟阻滞的胸神经节段，在所定节段对应的棘突上缘，距离中线 2～2.5 cm 处分别做标记。常规消毒皮肤。

（2）手持注射器，在穿刺点部位浸润麻醉后，向前方横突方向进针。进针 3～5 cm 时可以碰到横突。

（3）退针，略向下、向前进针，进针深度超过横突 1 cm 后，可有阻力突破后的落空感，此时已经进入椎旁间隙，回抽无血液、气体后，注入药液 5 ml。

（七）术后处理

嘱患者卧床休息片刻，注意观察患者有无并发气胸。

（八）注意事项

（1）进针部位一定不要距离中线过近，以免穿刺针刺入椎管而损伤脊髓神经。

（2）进针部位一定不要距离中线过远，以免穿刺针刺入胸膜腔而引发气胸。

（3）为了避免穿刺针进入胸膜腔，一定要注意穿刺深度不能超过横突深度 1.5 cm。

（陈美雄　李晋玉　李　盈　刘　丹　周　理　林业武　陈　昭　连纪伟　蒙　蒙）

第四章 上肢侵入性治疗

一、肩峰下滑囊注射术

(一)应用解剖

肩峰下滑囊是肩部最大的滑囊,其上方为肩峰和喙肩韧带,下方为冈上肌腱和肱骨大结节。肩峰下滑囊将喙肩弓、三角肌与肱骨大结节、冈上肌等完全隔开,当肩关节做外展、内收及旋转活动时,该囊起润滑、缓冲作用,从而使肱骨头、肱骨大结节在肩峰下滑动,避免肱骨大结节和肩峰等发生摩擦。

(二)病因病机

(1)创伤:肩部外伤使肩峰下滑囊受到喙肩弓与肱骨头的挤压而致伤。

(2)劳损:肩关节长期发生反复摩擦、挤压,引起肩峰下滑囊慢性炎症反应。

(三)诊断要点

肩峰下滑囊炎的诊断要点如下。

(1)疼痛:肩峰撞击诱发试验阳性;肩关节疼痛弧试验常呈阳性。多由轻而局限的肩峰下间歇性隐痛发展成放射至三角肌止端的持续性疼痛,嘱患者做三角肌主动收缩时可出现明显疼痛。有些患者存在夜间肩部疼痛,甚至痛醒。

(2)运动受限:肩关节外展、外旋及上举动作明显受限,当梳头发、脱衣等时会引起肩部剧痛,影响生活质量。脱衣时只能先脱健侧衣袖,再顺患肢的"无痛"位脱下衣袖。

(3)压痛:在肱骨大结节外上方、肩峰下面有明显压痛。

(4)三角肌萎缩:由于肩部疼痛,肩关节活动受限,晚期三角肌可发生失用性萎缩,导致肩无力等表现。

(四)鉴别诊断

(1)冈上肌腱炎:疼痛部位在肩外侧冈上肌止点处,肩关节外展在 $60°\sim120°$ 范围内出现疼痛是诊断本病的重要依据,而肩峰下滑囊炎患者的压痛点多位于肩关节、肩峰下、肱骨大结节等处,压痛点随肱骨的旋转而移位。

(2)肱二头肌长头腱鞘炎:疼痛部位局限在肱骨结节间沟处。少数患者可触及条索状物。肩前屈内旋试验及肱二头肌抗阻力试验阳性。

(五)器具及药物

(1)5 ml 注射器。

(2)曲安奈德或地塞米松 20 mg。

(3)5 ml 利多卡因(2%)。

（4）5 ml 生理盐水等。

（六）注射操作

（1）患者取坐位，双上肢自然下垂，在肩峰外缘做标记。常规消毒皮肤。

（2）手持注射器沿肩峰前角平行进针，向内上方进入滑囊，回抽无血液和滑囊液后，进行封闭注射，药物几乎可注射到整个肩峰下间隙。

（七）术后处理

嘱患者卧床休息片刻，注意观察患者肩部活动改善情况。

（八）注意事项

当封闭注射治疗效果不明显时，应该考虑糖尿病、痛风、肩袖撕裂等疾病的影响。

二、冈上肌腱注射术

（一）应用解剖

冈上肌起于肩胛骨的冈上窝，肌腱穿行于由喙肩韧带、肩峰下滑囊和肩关节囊构成的狭小的间隙内，止于肱骨大结节上部。冈上肌腱在邻近止点 1 cm 区域缺乏血管，血供最差，并且应力较大，称为"危险区域"，此区域是冈上肌腱容易发生炎症反应、坏死、纤维断裂和肌腱钙化的部位。冈上肌作为构成肩袖的结构之一，具有维持肩关节稳定的作用。冈上肌协助三角肌使肩关节做外展运动。肩关节外展时，冈上肌收缩，使肱骨头与关节盂相互靠拢，然后三角肌收缩使上臂外展。

（二）病因病机

肩关节是活动范围较大且活动频繁的关节，肩关节外展时冈上肌腱会被肩峰、喙肩韧带、喙突、肱骨大结节挤压、摩擦，造成肌腱炎。冈上肌腱的"危险区域"缺乏血供，造成肌腱损伤修复缓慢，容易发生退行性变和肌腱钙化。当肩关节外展达 $60°\sim120°$ 时，冈上肌腱受到力度较大的挤压、摩擦，会加剧肩关节疼痛。

（三）诊断要点

冈上肌腱炎的诊断要点如下。

（1）冈上肌腱炎好发于体力劳动者、家庭主妇、运动员，一般起病缓慢。患者常因轻微的外伤史或受凉史，或单一姿势工作等而发病。本病以肩关节外展 $60°\sim120°$ 时疼痛最明显且致活动受限为主要症状。肩关节压痛明显。

（2）发展至急性期，患者肱骨大结节处可有明显压痛，压痛点随肱骨头的旋转而移动。局部封闭注射治疗可使疼痛消失，有助于诊断。

（3）X 线片偶见冈上肌腱钙化，骨质疏松，为肌腱退行性变的一种晚期变化。

（四）鉴别诊断

（1）肩关节周围炎：疼痛弧不局限于中间范围，而是从开始活动到整体运动幅度均有疼痛及局部压痛。

（2）粘连性肩关节滑囊炎：开始活动时不痛，外展 $70°$ 以上时出现疼痛，肩关节过度外展时则疼痛明显加重。

（3）肩袖断裂：多因投掷运动等外伤导致，肩前部疼痛伴肱骨大结节近侧或肩峰下区域压痛,主动外展困难。当患肢被动地外展上举到水平位后,不能主动地维持此种肢位。或疼痛弧试验阳性。

(五)器具及药物

(1)1 ml 注射器。

(2)曲安奈德或地塞米松 10 mg。

(3)1 ml 利多卡因(2%)等。

(六)注射操作

(1)患者取坐位,患肢自然垂直向下,一般触压肩峰下间隙和肱骨大结节处时有明显压痛;或患者采取 45°仰卧位,患肢前臂放在背后,此时可暴露冈上肌腱于肩峰前缘。常规消毒皮肤。

(2)在明显压痛点处垂直进针,穿过肌腱到达骨面,稍退针,在肌腱中行扇状注射,随后稍退针,水平进针,将部分药液注射到肩峰下滑囊。

(七)术后处理

嘱患者卧床休息 1 周,注意观察患者肩部活动改善情况。

(八)注意事项

(1)冈上肌腱炎患者常伴发肩峰下滑囊炎,因此,封闭注射治疗冈上肌腱炎时,最好也将药液注入肩峰下滑囊内。

(2)如 X 线片发现冈上肌腱钙化,穿刺过程中可感到进针处有坚硬的抵挡感,可在封闭注射治疗后使用大号针头捣碎钙化组织,若疗效不佳,则建议行手术治疗。

三、肩锁关节注射术

(一)应用解剖

肩锁关节由肩胛骨肩峰关节面和锁骨肩峰端关节面构成。关节面软骨均为纤维软骨,关节囊松弛,关节周围有肩锁韧带、斜方韧带、锥状韧带,起稳定肩锁关节的作用。肩锁关节属平面关节,可朝各个方向做微动运动。在肩峰和锁骨之间触诊,可扪及一狭窄的"V"形凹陷,此处即为肩锁关节所在的位置。检查者用力向下拉肩部有助于肩锁关节的触诊。

(二)病因病机

肩锁关节处疼痛多为肩部着地间接暴力造成肩锁关节韧带拉伤及肩锁关节创伤性滑膜炎而导致。

(三)诊断要点

肩锁关节炎的诊断要点如下。

(1)肩锁关节局部有压痛,活动时疼痛,有牵拉痛和肿胀。

(2)可有积液,或畸形、肩锁关节处凸起。利用 X 线检查可排除肩锁关节脱位或半脱位。

(3)搭肩试验阳性,做上举动作时疼痛加剧。

(四)鉴别诊断

锁骨骨折:局部肿胀、皮下淤血、压痛或有畸形,畸形处可触及移位的骨折断端,肩部下垂,触诊时骨折部位压痛,可有骨擦感及锁骨的异常活动。影像学检查可确诊。

(五)器具及药物

(1)1 ml 注射器。

(2)曲安奈德或地塞米松 10 mg。

(3)1 ml 利多卡因(2%)等。

(六)注射操作

(1)患者取坐位或者仰卧位,患肢自然下垂,即可轻度扩张肩锁关节间隙。

(2)确定患侧肩峰外缘,向内侧水平横移一横指,仔细触诊肩峰和锁骨之间的凹陷,用记号笔标记凹陷的中点。常规消毒皮肤。

(3)在标记点进针,针体与身体矢状面成30°角,穿透关节囊壁即到达关节腔,注入药液。

(七)术后处理

嘱患者休息,用三角巾等悬吊患肢1周。

(八)注意事项

患肩部休息1周。有时肩锁关节间隙狭窄,术者难以穿刺进入关节腔。可尝试牵拉患肢扩大肩锁关节间隙,或在关节前方"V"形凹陷处进行穿刺。

四、肱二头肌长头腱鞘注射术

(一)应用解剖

肱二头肌长头腱鞘炎好发于体操、投掷、排球、举重等项目运动员。肱二头肌腱近端分为长头腱和短头腱。短头腱止于肩胛骨喙突,长头腱通过肱骨结节间沟止于肩胛骨的盂上粗隆。肱骨结节间沟浅面为肱横韧带,构成骨性纤维管。肩关节运动时,肱二头肌长头腱在此骨性纤维管内来回及横向滑动,久之则发生肿胀、渗出,出现创伤性炎症,也可因一次的突然牵拉伤引起炎症反应。

(二)病因病机

肱二头肌长头腱鞘炎是肱二头肌长头腱在肩关节活动时因长期磨损或外伤而发生退行性变、粘连,使肌腱的滑动功能发生障碍的病变。

(三)诊断要点

肱二头肌长头腱鞘炎的诊断要点如下。

(1)肩痛:肱二头肌长头腱鞘炎以肩部疼痛及压痛为主要症状。疼痛在夜间更明显,肩部活动后加重,休息后减轻。疼痛主要局限在肱二头肌腱附近,亦可牵涉上臂前侧。凡是能使肱二头肌腱紧张、滑动或受牵拉的动作,均能使疼痛加重。

(2)肱二头肌抗阻力试验(Yergason试验)阳性:肱骨结节间沟或肌腱上有压痛。在前臂旋后位抗阻力屈肘时,肩关节反弓、后伸、外展痛,肱骨结节间沟处有压痛。

(四)鉴别诊断

(1)肩关节周围炎:好发于中老年人,以肩部疼痛及肩关节主被动活动均受限为特点,而肱二头肌长头腱鞘炎以肱骨结节间沟疼痛明显,压痛范围较局限,早期肩关节活动不受限。

(2)肩袖损伤:多有外伤史,以肩前部及三角肌区域疼痛为主,夜间疼痛明显,多伴有肩外展活动受限。肩袖损伤时可出现疼痛弧试验、垂臂试验、肩峰下撞击试验等阳性,可与肱二头肌长头腱鞘炎鉴别。

(五)器具及药物

(1)1 ml 注射器。

(2)曲安奈德或地塞米松 10～20 mg。

(3)1～2 ml 利多卡因(2%)等。

(六)注射操作

(1)患者取坐位或者仰卧位,患侧上肢屈曲。术者触摸肱骨大结节及小结节,找到肱骨结节间沟压痛点。常规消毒皮肤。

(2)手持注射器,平行于腱鞘穿刺,随后自远端 45°斜向近端进针,皮下有突破感时即到达腱鞘内,回抽无血液后,缓慢注入药液 0.5～2 ml。

(七)术后处理

嘱患者卧床休息 1 周,注意观察患者肩部活动改善情况。

(八)注意事项

若药液注入肌腱内,不但没有疗效,反而会引起肌腱退行性变及坏死。

五、肱骨外上髁注射术

(一)应用解剖

肱骨外上髁处附着有伸肌总腱(该腱连接着桡侧腕长伸肌、桡侧腕短伸肌、指总伸肌、小指伸肌和尺侧腕伸肌)、旋后肌、桡侧副韧带。一般认为,肱骨外上髁炎是伸肌总腱在肱骨外上髁起点处的一种慢性损伤性炎症,又称为网球肘。在伸腕、前臂旋前和旋后时,肱骨外上髁处出现疼痛。

(二)病因病机

网球肘的病因复杂,关于病因的假说很多,最常见的假说是长期反复牵拉伸肌总腱造成肌腱大体或显微撕裂而引起网球肘。此外,神经血管束绞窄、相关的周围神经嵌压和肱桡关节的滑膜炎刺激等也可引起网球肘。

(三)诊断要点

网球肘的诊断要点如下。

(1)肱骨外上髁处疼痛,灼热,可向上臂及前臂放射。

(2)手、腕背伸和前臂旋前、旋后时疼痛,握力减弱,甚至提物时突发无力,以致失手掉落。严重者休息时也感到疼痛。

(3)体格检查:肱骨外上髁处压痛阳性,抗阻伸腕痛阳性,Mills 征阳性。

(四)鉴别诊断

(1)肘关节骨折:表现为肘关节疼痛、活动受限,通常有明确的外伤史。X 线检查可见明显的骨折线。

（2）肱骨内上髁炎：又称高尔夫球肘，主要症状为肘内侧疼痛。

（3）肘管综合征：疼痛通常为持续性，可伴有麻木感，肌电图可以显示尺神经受压，有助于鉴别诊断。

（五）器具及药物

（1）10 ml 注射器。

（2）曲安奈德或地塞米松 20 mg。

（3）5～10 ml 利多卡因（2%）等。

（六）注射操作

（1）患者取坐位，患肢肘关节半屈（屈肘 90°），前臂呈中立位放置于桌上。

（2）在肱骨外上髁、尺骨鹰嘴、桡骨小头表面定位。压痛点位于伸肌总腱附着处的肱骨外上髁向前臂远端 1 cm 处，以及环状韧带和肱桡关节间隙处，局部可触及条索状及硬核状物，触痛明显。将压痛点作为穿刺点。

（3）常规消毒皮肤。

（4）穿刺针可自肱骨外上髁骨突稍下方垂直刺入，直至骨膜，回抽无血液后，注入药液 3 ml。

（5）退针少许，再沿骨面向中线方向进针 1～2 cm，针尖达伸肌腱前部、深部之间，可达肱骨下端外前方，回抽无血液后进行注射。

（6）再退针至皮下，回抽无血液后分别向穿刺点四周由浅到深扇状注射。

（七）术后处理

嘱患者休息，用三角巾等悬吊患肢 2～3 周，尽量避免做前臂伸屈运动和腕关节的旋转运动。

（八）注意事项

（1）注射部位要准确及全面，不要刺伤神经，要避开血管。

（2）封闭注射治疗结束后，用三角巾等悬吊患肢 2～3 周，尽量避免做前臂伸屈运动。

（3）封闭注射治疗结束后，用硬纸板制动腕关节 2～3 周，尽量避免做腕关节的旋转运动。

六、鹰嘴滑囊注射术

（一）应用解剖

鹰嘴滑囊位于肘关节后方的皮下与尺骨鹰嘴之间，屈肘时较为明显，其大小近似高尔夫球。

（二）病因病机

鹰嘴滑囊炎多因肘后部挫伤，如足球守门员做扑球动作时肘着地及做体操、投掷等动作时肘部受力碰撞而导致。急性鹰嘴滑囊炎表现为肘后肿胀、压痛及波动感。急性鹰嘴滑囊炎如治疗不当，或患者长期伏案工作致肘部慢性磨损等，可演变成慢性鹰嘴滑囊炎，导致滑囊壁肥厚。类风湿关节炎、痛风性关节炎和感染等也可引起鹰嘴滑囊炎。

(三)诊断要点

鹰嘴滑囊炎的诊断要点如下。

(1)急性鹰嘴滑囊炎:受伤后鹰嘴处肿胀、隆起、疼痛,可能触及波动感,囊内容物多为血性液体。

(2)慢性鹰嘴滑囊炎:肘后部鹰嘴处轻微肿胀、疼痛,运动后加重,可触及肥厚的囊壁,囊内有滑液。

(3)肘关节被动屈伸可引起疼痛,可触及鸡蛋大小的包块。

(四)鉴别诊断

(1)肘关节骨折:表现为肘关节疼痛、活动受限,通常有明确的外伤史。X线检查可见明显的骨折线。

(2)肘管综合征:疼痛通常为持续性,可伴有麻木感,肌电图可以显示尺神经受压,有助于鉴别诊断。

(五)器具及药物

(1)5 ml 注射器。

(2)曲安奈德或地塞米松 10 mg。

(3)2～5 ml 利多卡因(2%)等。

(六)注射操作

(1)患者取坐位,患肢肘关节半屈(屈肘90°),前臂呈中立位放置于桌上,以便显露鹰嘴滑囊。

(2)寻找鹰嘴滑囊处有明显压痛的部位,并用记号笔标记。常规消毒皮肤。

(3)在此压痛点进针至滑囊内,回抽无血液后,注入药液 2～3 ml。

(七)术后处理

嘱患者休息,用三角巾等悬吊患肢 2～3 周,尽量避免做前臂伸屈运动。

(八)注意事项

(1)对于有炎性病变的体积较小的滑囊可行封闭注射治疗,较大的滑囊应手术切除。

(2)鹰嘴滑囊有大量积液时,应行检查后选择相应的治疗方案。

七、肘管综合征封闭注射疗法

(一)应用解剖

肘管综合征又称迟发性尺神经炎,指尺神经在肘部受到卡压而引起的尺神经病变。1916 年,Hunt 将此病称为迟发性尺神经麻痹。1957 年,Osborne 称此病为迟发性尺神经炎。1958 年,Feindel 和 Stratford 称此病为肘管综合征。

狭义的肘管指尺神经沟。广义的肘管的范围为上臂内侧的 Struthers 弓(肱骨内上髁向上约 8 cm 处)至前臂近端(尺侧屈腕肌尺骨头和肱骨头之间)。肘管是肱骨内上髁与尺骨鹰嘴之间的骨性纤维管,内侧为肱骨内上髁,外侧为尺骨鹰嘴,底部为尺侧副韧带和肱骨内上髁后下方的尺神经沟。肘管的浅面为连结肱骨内上髁和尺骨鹰嘴内侧面的三角形的弓形韧带。肘管中包含尺神经、尺侧上副动脉或尺侧返动脉。

伸肘时,弓形韧带松弛,肘管的容积变大;屈肘时,弓形韧带紧张,尺侧副韧带松弛,向肘管隆起,肘管的容积减小,因而尺神经易受压迫。肘管位置表浅,肘管内的尺神经由于没有其他软组织的保护和缓冲,非常容易受到撞击和发生摩擦。

(二)病因病机

尺神经受到长期的反复牵拉、摩擦,或在尺神经沟内受压、发生感染,可引起肘管综合征。常见的病因包括肘外翻、肱骨内上髁骨折、长期屈肘工作、枕肘睡眠、肘管内脂肪瘤等。

(三)诊断要点

肘管综合征的诊断要点如下。

(1)早期表现为环指、小指和小鱼际处麻木、刺痛和发冷,手不灵活,疼痛可向前臂尺侧及心前区放射。

(2)疾病后期可能会出现手部肌肉萎缩、拇指不能内收、环指和小指不能屈伸,内收、外展无力,表现为典型的爪形手。

(3)Tinel 征阳性:沿尺神经干由远及近地叩击,患者可出现从肘关节远侧 3 cm 处,一直放射到手的环指与小指的麻木感。

(4)Froment 试验(即拇示指捏夹试验)阳性:令患者拇指指间关节伸直,与示指中节侧方用力夹纸时,拇指末节屈曲,说明拇收肌瘫痪而用拇长屈肌来代替其功能。

(5)屈肘试验阳性:屈肘 120°,持续约 3 min,出现手部尺侧感觉异常。

(四)器具及药物

(1)1 ml 注射器。

(2)曲安奈德或地塞米松 10 mg。

(3)5 ml 利多卡因(2%)等。

(五)注射操作

(1)患者取仰卧位,患肢肩关节外展,肘关节半伸,前臂旋前。

(2)触及尺神经走行,明确压痛点和敏感点。常规消毒皮肤。

(3)由肘管下口穿刺,刺入尺神经沟内,当穿刺针触及尺神经时,患者环指及小指有异感,稍退针尖,回抽无血液后,注入药液。

(六)术后处理

(1)嘱患者休息 1~2 周,尽量避免做前臂屈伸运动。

(2)注射时由于药物的影响,患者可暂时出现尺神经感觉、运动障碍,应告知患者不必紧张。

(七)注意事项

(1)对于顽固性尺神经炎患者,封闭注射治疗往往无效,可行肘管切开减压术。当肘部尺神经传导速度小于 40 m/s 时建议行手术治疗。

(2)肘管综合征病程超过 1 年或存在肌肉萎缩的患者,手术后完全恢复运动功能的可能性很低。

八、前臂交叉综合征封闭注射疗法

(一)应用解剖

前臂交叉综合征又称"前臂伸肌腱周围炎""桡侧伸腕肌腱周围炎"等。患者前臂远端伸肌腱、拇长展肌腱、拇短伸肌腱及其周围组织,特别是腱交叉摩擦处的滑膜组织出现炎症反应,进而产生一系列症状。

(二)病因病机

前臂远端伸肌腱、拇长展肌腱、拇短伸肌腱及其周围组织,特别是腱交叉摩擦处的滑膜组织因反复伸屈运动或慢性劳损而产生无菌性炎症。

(三)诊断要点

前臂交叉综合征的诊断要点如下。

(1)前臂桡背侧中、下 1/3 交界处肿胀、疼痛,疼痛范围较广,可向腕关节、肘关节处放射。伴有腕关节屈伸功能障碍。

(2)捻发样摩擦音:患侧前臂掌心向下,检查者以一手握于患者前臂中、下 1/3 交界处,嘱患者做腕关节屈伸运动,如出现捻发样摩擦音,则提示前臂交叉综合征阳性。

(3)抗阻力腕部背伸试验:患者掌心向下,检查者将手压于患者手背部,嘱患者用力背伸,若前臂中、下 1/3 交界处疼痛,腕关节背伸功能减弱,则为阳性。

(四)鉴别诊断

前臂关节脱位、骨折:局部肿胀、皮下淤血、压痛或有畸形,畸形处可触及移位的骨折断端。触诊时骨折部位压痛,可有骨擦音及骨折部位的异常活动。影像学检查可确诊。

(五)器具及药物

(1)5 ml、30 ml 注射器。

(2)曲安奈德或地塞米松 20 mg。

(3)20 ml 普鲁卡因/利多卡因(0.25%)等。

(六)注射操作

(1)患者取仰卧位,前臂旋前,放于胸前。

(2)明确出现捻发样摩擦音的区域。常规消毒皮肤。

(3)手持注射器,做局部浸润封闭注射治疗,回抽无血液后,注入药液。

(七)术后处理

嘱患者休息 2～3 周,可用三角巾悬吊患肢,尽量避免做前臂伸屈运动。

(八)注意事项

嘱患者休息 2～3 周,不可过多运动,否则治疗效果不佳。

九、腕部腱鞘囊肿封闭注射疗法

(一)应用解剖

腕部腱鞘囊肿指发生于关节囊或腱鞘附近,内含胶冻状黏液的良性肿块,多为单房,也可为多房。腕背侧腱鞘囊肿常见于腕背侧、桡侧伸腕肌腱附着于腕骨的部位,该处有桡神经浅支走行;腕掌侧腱鞘囊肿常见于腕掌侧、屈腕肌腱附着于腕骨的部位,该处分布有桡动脉。

(二)病因病机

腕部腱鞘囊肿主要与关节囊、韧带、腱鞘上的结缔组织因局部营养不良,发生退行性黏液样变性或慢性劳损有关。

(三)诊断要点

腕部腱鞘囊肿的诊断要点如下。

(1)腕背侧、掌侧等处出现局限性隆起,生长缓慢,很少有疼痛等不适感。个别发生于腕管或掌部小鱼际者,可使正中神经或尺神经受压,出现相应的感觉和运动障碍。

(2)可突然起病,肿块呈半球形,为豌豆至拇指头大小,直径一般不超过 2 cm,表面光滑饱满,与皮肤无粘连,触之坚硬,张力较大,可有囊性感,基底固定,压之有酸胀感或痛感。

(3)腕部腱鞘囊肿患者有明显的晨僵现象,且症状并不会随着活动增加而明显缓解,受影响的关节发生肿胀甚至弹响。

(四)鉴别诊断

(1)脂肪瘤:与周围组织之间的边界清楚,其质地较软,生长缓慢,大多数体积较小。

(2)手部血管瘤:生于手部的表浅肿瘤,表面皮肤或黏膜呈暗青色。触诊时肿块柔软,边界不清,无压痛。挤压时肿块缩小,压力解除后则恢复原来大小。

(五)器具及药物

(1)5 ml、20 ml 注射器。

(2)曲安奈德或地塞米松 20 mg。

(3)20 ml 利多卡因(0.25%)等。

(六)注射操作

(1)对于腕部腱鞘囊肿无法挤破又不接受手术治疗的患者,也可采用封闭注射治疗,患者取坐位或者仰卧位,根据囊肿部位放置手臂。

(2)触及囊肿后常规消毒皮肤。

(3)手持注射器,穿刺囊肿进行抽吸,吸出果冻样的内容物后,注入药液。

(七)术后处理

嘱患者休息 2～3 周,不可过多运动。

(八)注意事项

(1)对于轻度的腕部腱鞘囊肿患者,若囊肿较小,同时手腕没有疼痛,且活动不受限制,可以进行观察。

(2)初次出现腕部腱鞘囊肿,且囊肿较大者,手腕保持掌屈位,使囊肿固定,术者用双手拇指向远侧用力挤压囊肿,可以尝试挤破,但有复发的风险。

十、桡骨茎突狭窄性腱鞘炎封闭注射疗法

(一)应用解剖

桡骨茎突狭窄性腱鞘炎,又称拇长展肌腱、拇短伸肌腱狭窄性腱鞘炎。常见于 30 岁以

上的手工劳动者、抱小孩的妇女等,女性多于男性,俗称"妈妈手"。拇短伸肌腱和拇长展肌腱走行于同一个腱鞘内,穿过桡骨茎突外侧面狭窄的骨性纤维管,分别止于拇指近节指骨和第一掌骨基底部,肌腱穿出骨性纤维管后以105°角折向止点。这些特殊的解剖结构更易造成肌腱与腱鞘的磨损,从而引起桡骨茎突狭窄性腱鞘炎。在非手术疗法中,以封闭注射治疗效果最佳,据报道治愈率达80%以上。

(二)病因病机

多因腕部过劳和运动,造成桡骨茎突部损伤,局部产生无菌性炎症,腱鞘增厚狭窄,卡压磨损桡骨茎突处的拇短伸肌腱、拇长展肌腱,使肌腱与腱鞘发生水肿,引起桡骨茎突处疼痛和腕功能障碍。

(三)诊断要点

桡骨茎突狭窄性腱鞘炎的诊断要点如下。

(1)本病主要表现为桡骨茎突处疼痛、肿胀,疼痛可向前臂、肩部放射,拇指活动受限。

(2)握拳尺偏试验(Finkelstein试验)阳性:即拇指内收屈曲,其余四指握拇指于掌心,此时将腕关节偏向尺侧,桡骨茎突处产生剧烈疼痛。桡骨茎突处轻度肿胀,且压痛明显。

(四)鉴别诊断

桡骨茎突骨折:伤侧腕部桡骨远端出现肿胀、疼痛等症状。X线检查可明确诊断。

(五)器具及药物

(1)1 ml注射器。

(2)曲安奈德或地塞米松10 mg。

(3)1～2 ml利多卡因(2%)等。

(六)注射操作

(1)患者取坐位,将手臂桡侧朝上,置于桌面。

(2)触及桡骨茎突部的肌腱后,常规消毒皮肤。

(3)手持注射器,由桡骨茎突的远端斜向近端进针,注意针头的斜面应向下,针的方向与肌腱成30°角。顺着该肌腱走行方向,刺入桡骨茎突表面腱鞘内,回抽无血液后,注入药液。

(七)术后处理

嘱患者休息片刻,不可过多活动腕关节。

(八)注意事项

(1)封闭注射治疗时应控制好药液的量,药液过量有时会引起拇长展肌和拇短伸肌浅面的皮肤发白。

(2)若注射时有阻力,则针头在肌腱内;若皮下出现圆形隆起,则说明针头在皮下,应调整进针角度。注射时药液沿肌腱方向呈条状隆起,则药液注射至腱鞘内。

十一、拇长屈肌腱狭窄性腱鞘炎封闭注射疗法

(一)应用解剖

拇长屈肌腱鞘位于第1掌骨颈部,是由第1掌骨的骨沟与鞘状韧带构成的狭窄的骨性

纤维管。腱鞘分为纤维层和滑膜层。纤维层为深筋膜增厚所形成的骨性纤维管；滑膜层由滑膜构成，位于纤维层内面，为双层圆筒形的鞘，两层之间含有少量滑液。腱鞘的作用是使肌腱固定在一定位置，减小肌腱受到的摩擦阻力，使肌腱在腱鞘内自由活动。拇长屈肌腱走行在这个狭窄的骨性纤维管内，反复摩擦可引起腱鞘炎。拇长屈肌腱狭窄性腱鞘炎常发生于第 1 掌指关节附近的肌腱。拇指近侧横纹适对第 1 掌指关节。

（二）病因病机

（1）拇长屈肌腱狭窄性腱鞘炎一般因拇指长期频繁、大力做屈伸动作，肌腱摩擦过度而导致。患者发生肌腱炎后，若不注意休息和未正确治疗，就会使肌腱肿大形成豌豆大小的结节，屈伸拇指时出现扳机样动作和弹响，因此常被称为"扳机指"。

（2）其他可能的致病因素有骨关节炎、类风湿关节炎、糖尿病、感染等。

（三）诊断要点

拇长屈肌腱狭窄性腱鞘炎的诊断要点如下。

（1）拇指屈伸不利，拇指近侧横纹处压痛明显，清晨醒来时疼痛特别明显，活动后疼痛减轻或者消失。

（2）拇指近侧横纹处压痛明显，可触及肌腱结节，如豌豆大小。当屈伸拇指时，会突然停留在半屈伸位，拇指既不能伸直，又不能屈曲，像被"卡住"一样，酸痛难忍。当用另一手协助屈伸后，拇指又能活动，产生扳机样的动作及弹响。

（四）鉴别诊断

指骨骨折：手指疼痛、肿胀和活动受限，有明显畸形，X 线检查可明确诊断。

（五）器具及药物

（1）1 ml 注射器。

（2）曲安奈德或地塞米松 10 mg。

（3）2 ml 利多卡因（2%）等。

（六）注射操作

（1）患者取坐位，将手臂置于桌面，手掌向上。

（2）压痛点常位于拇指近侧横纹中点处，触压最明显的压痛点或者结节，并用记号笔画"十"字标记，常规消毒皮肤。

（3）手持注射器，在标记点沿肌腱中线方向进针，回抽无血液后，注入药液。

（七）术后处理

嘱患者休息数日，不可过多活动。

（八）注意事项

（1）拇长屈肌腱两侧有指掌侧固有神经和动脉走行，行封闭注射治疗时不要离开拇指近侧横纹中点，防止损伤神经、血管。

（2）行针刀治疗时切割方向应为上下方向，而不是左右方向，防止损伤指掌侧固有神经和动脉。

十二、弹响指封闭注射疗法

(一)应用解剖

弹响指即手指屈肌腱鞘炎。手指屈肌腱鞘是掌骨颈和掌指关节掌侧的浅沟与鞘状韧带组成的骨性纤维管,拇长屈肌腱和指深屈肌腱、指浅屈肌腱分别从相应的管内通过,进入拇指和各个手指。

(二)病因病机

劳损是引起弹响指的主要原因。频繁的手指伸屈活动,使屈肌腱与骨性纤维管反复摩擦;长期持硬物,使骨性纤维管受硬物与掌骨头的挤压,致骨性纤维管发生局部充血、水肿,继之骨性纤维管变性,使管腔狭窄。指屈肌腱在狭窄的管腔内受压而变细,两端膨大成葫芦状。屈指时,肌腱膨大部分通过腱鞘狭窄口受阻,使屈伸活动受限,勉强用力伸屈患指或被动伸屈时,便出现扳机样的弹跳动作,并伴有弹响。

(三)诊断要点

弹响指的诊断要点如下。

(1)患指不能伸屈,用力伸屈时疼痛,并出现弹跳动作,以晨起、劳动和接触凉水后症状较重。

(2)在掌骨头的掌侧面有明显压痛,并可触及米粒大小的结节。压住此结节,再嘱患者做充分的伸屈活动时,有明显疼痛,并感到弹响由此发出。

(四)鉴别诊断

(1)类风湿关节炎:局部出现梭形的肿胀、畸形,早起时出现晨僵,呈对称分布,手指活动受限,受累关节表面温度比正常关节表面温度稍高,影像学检查可见受累小关节骨质破坏、疏松。

(2)指骨骨折:手指疼痛、肿胀和活动受限,有明显畸形,X线检查可明确诊断。

(五)器具及药物

(1)1 ml 注射器。

(2)曲安奈德或地塞米松 10 mg。

(3)2 ml 利多卡因(2%)等。

(六)注射操作

(1)患者取坐位,将手臂置于桌面,手心向上。

(2)压痛点常位于患指近侧横纹中点处,触压最明显的压痛点或者结节,并用记号笔画"十"字标记,常规消毒皮肤。

(3)手持注射器,在标记点沿肌腱中线方向进针,回抽无血液后,注入药液。

(七)术后处理

嘱患者休息数日,不可过多活动。

(八)注意事项

(1)屈肌腱两侧有指掌侧固有神经和动脉走行,行封闭注射治疗时不要离开患指近侧横纹中点,防止损伤神经、血管。

(2)行针刀治疗时切割方向应为上下方向,而不是左右方向,防止损伤指掌侧固有神经和动脉。

十三、腕管综合征封闭注射疗法

(一)应用解剖

腕管综合征是腕管内压力过大引起正中神经受压的一系列症状,是神经受压综合征中最常见的一种。腕管位于腕掌侧,由腕横韧带和腕骨沟组成,呈椭圆形,是缺乏弹性的骨性纤维管。腕管内有9条肌腱和1条正中神经。9条肌腱分别为4条指浅屈肌腱、4条指深屈肌腱和1条拇长屈肌腱。腕管内容物的位置常较固定,拇长屈肌腱位于腕管桡侧,被桡侧滑囊包裹,正中神经在腕管的体表投影为掌长肌腱与桡侧腕屈肌腱之间。任何引起腕管空间狭窄、腕管内压力增大的病变,都可对正中神经造成压迫,如腕横韧带的炎症、腕关节的炎性改变、腕骨解剖位置的改变及腱鞘炎等。由于正中神经进入腕管前发出正中神经掌支,支配手掌的皮肤感觉,因此,腕管综合征不会引起手掌的感觉障碍,一般仅出现手指的感觉障碍。

(二)病因病机

腕管综合征可分急性与慢性两种。

(1)引起急性腕管综合征的原因如下:腕部骨折脱位及骨折复位后过屈固定;损伤致使腕管出血或正中神经鞘内出血;屈肌断裂后,断端迂曲或粘连于腕管内;腕部过度屈伸而导致损伤;急性化脓性感染;烧伤等引起渗出液在鞘管内聚集致腕管内压骤增。

(2)引起慢性腕管综合征的原因如下:内分泌因素,慢性腕管综合征常发生于妊娠期、哺乳期及更年期妇女;占位性病变,如腕管内腱鞘囊肿、脂肪瘤、屈肌支持带增厚,以及指浅屈肌肌腹过低及蚓状肌肌腹过高等先天性畸形;腕管内非特异性腱鞘炎、类风湿性滑膜炎及间质增生性神经炎等。

总之,上述因素使腕管形状改变,腕管原有容积减小,致使坚韧、无弹性的腕管内压力增高,从而压迫神经,造成正中神经功能障碍,引起腕管综合征。

(三)诊断要点

腕管综合征的诊断要点如下。

(1)正中神经功能障碍:早期沿正中神经分布区有麻木感、针刺样感,特别是正中神经单一分布的示指、中指末节的感觉障碍更明显,继而第1~3指及鱼际区疼痛症状突出,屈腕可使疼痛加重,尤其易在晚上出现疼痛,摇摆或摩擦手部可使疼痛减轻。有时疼痛可牵涉臂、肘及肩部,相继可出现拇指等握捏无力及动作不灵活等运动障碍表现。

(2)按压腕部正中神经部位或被动屈曲腕部30 s可引出手部皮肤感觉异常征象。上述检查与健侧对比,更有助于诊断。正中神经的长期受压可能导致鱼际肌明显萎缩。

(四)鉴别诊断

(1)颈椎病:影像学检查可见椎间孔狭窄,神经根受压迫。肌电图结果显示神经根损伤,且颈椎病的屈腕试验和腕部 Tinel 征均为阴性。

(2)胸廓出口综合征:由锁骨下动、静脉和臂丛神经在胸廓上口受到颈肋、束带、前斜角肌和胸小肌压迫而导致,患者可有颈肩部疼痛和手指麻木等一系列症状。下段颈椎处的血管杂音和 X 线检查有助于诊断。

(五)器具及药物

(1)5 ml 注射器。

(2)曲安奈德或地塞米松 10 mg。

(3)5 ml 利多卡因(2%)等。

(六)注射操作

(1)患者取坐位,将手臂置于桌面,手心向上。

(2)穿刺部位在掌侧近端腕横纹及掌长肌腱桡侧缘。常规消毒皮肤。

(3)手持注射器,在标记点处针头成 45°斜向远端方向进针,深达腕管内,回抽无血液后,注入药液。有时可能刺及正中神经,出现麻木感,可稍退针尖或转换角度即可注入药液。

(七)术后处理

嘱患者休息数日,不可过多活动。

(八)注意事项

腕管综合征的治疗重点在于找出病因,切忌未明确诊断时进行封闭注射治疗,以免产生不良反应或耽误治疗。

(廖立青　杨　晗　李俊桦　徐　杰　胡　军　林建镕　吴　鲣　李沁宸　刘中迪　陈　鲲)

第五章 腰骶部侵入性治疗

一、棘上韧带和棘间韧带损伤封闭注射疗法

(一)应用解剖

棘突是脊柱后方最突出的骨性结构,位于皮肤及棘上韧带深面,容易触及。除寰椎无棘突、骶尾椎棘突不太明显外,其余椎体均有明显突起的棘突。棘上韧带呈细索状,起于隆椎棘突,止于骶中间嵴。隆椎棘突以上的棘上韧带向后扩展成三角形板状的弹性纤维膜,称为项韧带。棘上韧带在腰部发育最好,在腰骶交界处最薄弱,甚至缺如。棘上韧带是棘间韧带向后移行的部分,分为浅、中、深三层,浅层韧带纤维可跨越 3~4 个椎骨棘突,附着在棘突顶上;中层韧带纤维跨越 2~3 个椎骨棘突;深层韧带纤维只连结毗邻的 2 个棘突,止于棘突顶部。棘间韧带呈长方形,位于相邻棘突之间,向前与黄韧带相邻,向后与棘上韧带或项韧带相邻。棘间韧带不如棘上韧带坚韧,主要由致密排列的胶原纤维并夹杂少量弹性纤维构成。棘上韧带和棘间韧带都有限制脊柱过度前屈的作用。长期反复弯腰工作的人容易发生棘上韧带和棘间韧带损伤,多发生在第 4 腰椎至第 1 骶椎之间。

(二)病因病机

弯腰搬抬重物、骤然转身或腰部外伤,都可能损伤棘上韧带和棘间韧带。

(三)诊断要点

棘上韧带和棘间韧带损伤的诊断要点如下。

(1)该病常见于中年人,特别是反复弯腰工作的人。

(2)既往有脊柱屈曲损伤。

(3)有棘突间疼痛,劳累、弯腰后加重,休息后减轻。

(4)腰椎侧位 X 线片可见棘突间隙稍增宽。

(四)鉴别诊断

(1)脊柱结核:起病缓慢,有低热、疲倦、消瘦、盗汗、食欲不振与贫血等症状。儿童常有夜啼、呆滞或性情急躁等表现。实验室检查可发现结核分枝杆菌。疼痛隐蔽,影像学检查可见脊柱破坏。

(2)脊柱骨折:有明显的外伤史;可有脊柱畸形,脊柱棘突骨折者可见皮下淤血;棘突处有明显浅压痛,脊背部肌肉痉挛,骨折部有压痛和叩击痛;常合并脊髓损伤,可有不全或完全瘫痪的表现,如感觉、运动功能丧失及大小便障碍等。

(五)器具及药物

(1)5 ml 注射器。

（2）曲安奈德或地塞米松 20 mg。

（3）5 ml 利多卡因（2%）。

（4）5 ml 生理盐水等。

（六）注射操作

（1）患者取俯卧位，在后正中线上寻找最明显的压痛点，若难以确定最明显的压痛点，可嘱患者取坐位，向前弯腰，再进行寻找，用记号笔标记压痛最明显的部位。

（2）常规消毒皮肤，在压痛最明显处进针，回抽无血液和脑脊液后，将3～5 ml 药液注入棘间韧带、棘上韧带及韧带两旁。

（七）术后处理

嘱患者休息片刻，观察疗效和有无异常情况。

（八）注意事项

进针时，应注意进针深度，不可过深，否则容易误伤硬脊膜而进入蛛网膜下隙。

二、夹脊穴注射术

（一）应用解剖

夹脊穴注射术主要用于治疗腰椎间盘突出或椎管狭窄所致的腰腿痛。夹脊穴在背腰部，第1胸椎至第5腰椎棘突下两侧，后正中线旁开1.5寸（1寸约为3.33 cm），一侧17个穴位。穴下有皮肤、皮下组织、浅层肌（斜方肌、背阔肌、菱形肌、上后锯肌、下后锯肌）、深层肌（竖脊肌、横突棘肌）。夹脊穴浅层分布有第1胸神经至第5腰神经的内侧皮支和伴行的动、静脉；深层分布有第1胸神经至第5腰神经后支的肌支，肋间后动、静脉背侧支的分支或属支。注射部位相当于横突基部，脊神经根出椎间孔的位置。

（二）病因病机

椎间盘退行性变是腰椎间盘突出的根本原因。损伤积累、妊娠、遗传因素和先天性发育异常也与腰椎间盘突出有关。一般认为腰椎间盘突出主要由机械性压迫、炎症刺激引起。长期弯腰劳动、长期坐位工作等不良生活方式是诱发腰椎间盘突出的重要因素。

（三）诊断要点

腰椎间盘突出的诊断要点如下。

（1）腰痛与放射性下肢痛：以腰痛为先，后期出现腿痛，也有同时出现腰腿痛者。轻者可以继续日常生活，但无法弯腰进行负重活动。重者卧床，无法下地活动，疼痛难忍，翻身不能。疼痛多为刺痛、烧灼痛或刀割样痛，常伴有麻木感、胀感等。

（2）麻木：当病变椎间盘刺激神经时，会引起下肢麻木、疼痛等。麻木感出现于受损神经支配区域，常见于小腿外侧及足部。

（3）跛行：行走时躯干僵硬，向前或向一侧倾斜，患肢不能正常迈步及进行负重活动。

（四）鉴别诊断

（1）脊柱结核：起病缓慢，有低热、疲倦、消瘦、盗汗、食欲不振与贫血等症状。儿童常有夜啼、呆滞或性情急躁等表现。实验室检查可发现结核分枝杆菌。疼痛隐蔽，影像学检查可见脊柱破坏。

(2)脊柱骨折:有明显的外伤史;可有脊柱畸形,脊柱棘突骨折者可见皮下淤血;棘突处有明显浅压痛,脊背部肌肉痉挛,骨折部有压痛和叩击痛;常合并脊髓损伤,可有不全或完全瘫痪的表现,如感觉、运动功能丧失及大小便障碍等。

(五)器具及药物

(1)5 ml、30 ml 注射器。

(2)曲安奈德或地塞米松 20 mg。

(3)15～30 ml 普鲁卡因/利多卡因(0.25%)等。

(六)注射操作

(1)患者取俯卧位,腹部可垫枕头,也可采取侧卧位。

(2)在后正中线旁开 1.5 寸,即棘突旁 3～4 cm 处,若难确定压痛最明显的部位,可嘱患者取坐位,向前弯腰,再寻找最明显的压痛点,并用记号笔标记。

(3)常规消毒皮肤,向前、向内进针,触及腰椎横突下缘的骨组织后,稍退针,改变方向,向下、向内至关节突外侧,于上、下横突之间刺入,穿过横突间韧带至脊神经根出椎间孔的部位。

(4)回抽无血液和脑脊液后,注入药液 10 ml。

(七)术后处理

嘱患者休息片刻,观察疗效和有无异常情况。

(八)注意事项

(1)有双侧症状者可行双侧注药,有单侧症状者可只做单侧注药。

(2)进针时,应注意进针深度,不可过深,否则容易误伤硬脊膜而进入蛛网膜下隙。

三、腰交感神经注射术

(一)应用解剖

腰交感干(链)位于腰大肌内侧缘第 1～4 腰椎两侧的前外侧面疏松结缔组织内,全长约 18 cm。左侧腰交感干在腹主动脉之后,右侧腰交感干在下腔静脉之后。白交通支仅见于腰 1～腰 3 节段或腰 1～腰 4 节段,灰交通支自神经节连至每支腰神经,每支腰神经可有 2～5 条灰交通支,或 1 条灰交通支分叉连接邻近的两支腰神经。第 1～4 腰神经的节后纤维发出分支至腹主动脉和髂动脉,参与形成腹下神经丛。在腰交通支和腰神经前根内,常可发现中间神经节。

(二)病因病机

各种急性或慢性感染,全身性或局部感染,各种内源性、外源性中毒,以及外伤、脊柱退行性疾病、肿瘤、血管性疾病和慢性刺激性病灶等,可引起下肢交感神经功能障碍或下肢血液循环不良。

(三)诊断要点

腰交感神经功能障碍的诊断要点如下。

(1)腰痛:表现为腰部酸痛、胀痛或刺痛等。

(2)骨盆脏器功能异常:腰交感神经紊乱可能导致骨盆脏器功能异常,表现为排尿困难、尿频、尿急、尿失禁、排便困难等症状。

（3）性功能障碍：腰交感神经紊乱可能引起性功能障碍，表现为性欲减退、勃起困难、射精障碍、性交疼痛等症状。

（四）鉴别诊断

腰椎间盘突出：①椎间盘突出可以刺激外层的纤维环及后纵韧带上的窦椎神经而引起腰背部疼痛；②坐骨神经痛，多见于第 4～5 腰椎椎间盘突出和第 5 腰椎至第 1 骶椎椎间盘突出患者；③下腹部或者大腿前侧疼痛，多见于高位椎间盘突出患者；④间歇性跛行，可见于椎管狭窄患者；⑤下肢肌力减退和麻木不适；⑥马尾综合征，当椎间盘明显突出时，可以引起大小便障碍。影像学检查可见相应节段椎间盘突出。

（五）器具及药物

（1）5 ml、30 ml 注射器。

（2）曲安奈德或地塞米松 20 mg。

（3）15～20 ml 普鲁卡因/利多卡因（0.25%）等。

（六）注射操作

（1）患者取俯卧位，腹部可垫枕头，也可采取侧卧位。

（2）在第 2、3、4、5 腰椎棘突处，距棘突 6 cm 处做标记，常规消毒皮肤。

（3）手持注射器与脊柱矢状面成 20°～30°角进针，刺入 4～5 cm 可触及横突，然后将针向上或向下倾斜越过横突，继续深入 2～3 cm，即达椎体旁接近腰交感神经节。回抽无血液后，注入药液 15～20 ml。

（七）术后处理

嘱患者休息片刻，观察 5～15 min，若患肢发热、皮肤潮红、温度升高、足背动脉搏动增强、疼痛减轻，即为有效。

（八）注意事项

（1）局部进针点和进针方向要准确，以免损伤附近主动脉。

（2）注射时应注意观察患者血压、脉搏和面色，并询问患者有无不适，如有虚脱、休克等表现，应立即停止注射，并予以对症处理。

四、脊神经后支注射术

（一）应用解剖

脊神经后支自椎间孔的内侧由脊神经发出，在相邻横突中上三分之一处分为后内侧支和后外侧支。后内侧支又分为上、中、下三支。上支支配上一个关节突关节，中支与下支沿着横突和关节突交界处向下走行，支配肌肉；中支走行到关节突关节下端，经过腰椎乳突和副突及与它们相连的韧带后转向内侧，支配多裂肌、回旋肌等腰椎稳定肌；下支直接向下、向外走行，支配下一个关节突关节。

（二）病因病机

脊神经后支自脊神经发出后，走行于相应的骨性纤维管中，而构成这些骨性纤维管的肌腱或筋膜组织坚韧，缺乏弹性，因腰部活动度大，容易被拉伤，或有骨质增生、韧带骨化，受到损伤,发生出血、肿胀等时,孔道及周围的组织容易被撕裂,进而变形、狭窄,挤压脊神经后支而引起不过膝的疼痛,称为脊神经后支痛或脊神经后支卡压综合征。

(三)诊断要点

脊神经后支痛的诊断要点如下。

(1)患者有间歇发作的慢性腰骶部疼痛,可伴有臀部及下肢痛,但下肢痛局限于大腿,向下不超过膝关节,无下肢感觉、反射及肌力异常。

(2)患者主诉痛区上方2～3个节段椎体处存在棘突及椎旁压痛。其特征为椎体棘突、小关节、横突部位压痛,疼痛向主诉痛区放射。

(3)横突根部压痛点(邵氏点)有特殊诊断意义,该点为脊神经后支主干跨过下位椎体横突的体表投影点。

(4)病史:脊神经后支痛可发生在搬重物、突然扭腰等后,有时继发于腰椎间盘突出髓核摘除术或椎体压缩性骨折。

(四)鉴别诊断

腰椎间盘突出:①椎间盘突出可以刺激外层的纤维环及后纵韧带上的窦椎神经而引起腰背部疼痛;②坐骨神经痛,多见于第4～5腰椎椎间盘突出和第5腰椎至第1骶椎椎间盘突出患者;③下腹部或者大腿前侧疼痛,多见于高位椎间盘突出患者;④间歇性跛行,可见于椎管狭窄患者;⑤下肢肌力减退和麻木不适;⑥马尾综合征,当椎间盘明显突出时,可以引起大小便障碍。影像学检查可见相应节段椎间盘突出。

(五)器具及药物

(1)5 ml、30 ml注射器。

(2)曲安奈德或地塞米松20 mg。

(3)30 ml普鲁卡因/利多卡因(0.25%)等。

(六)注射操作

(1)患者取俯卧位,腹部可垫枕头,也可采取侧卧位,腰部垫枕头。

(2)在后正中线旁2.5 cm,寻找最明显的压痛点,可用记号笔标记,常规消毒皮肤。

(3)手持注射器,向前、向内进针,触及关节突的骨组织后,稍退针向后、向内至关节突后方,回抽无血液和脑脊液后,注入药液5～10 ml。

(七)术后处理

嘱患者休息片刻,观察疗效和有无异常情况。

(八)注意事项

(1)有双侧症状者可行双侧注药,有单侧症状者可只做单侧注药。

(2)应注意进针方向和深度,以免误伤血管。

(3)有顽固性脊神经后支痛者,可改用无水乙醇进行注射。

五、第三腰椎横突综合征封闭注射疗法

(一)应用解剖

第三腰椎(第3腰椎)横突综合征又称为第三腰椎横突周围炎或第三腰椎横突滑膜炎,

是急慢性腰痛的病因之一,常见于瘦小的年轻女性。第 1~3 腰椎横突逐渐变长,第 3~5 腰椎横突又逐渐变短,一般以第 3 腰椎横突最长,第 3 腰椎位于腰椎生理曲度的最前端,横突也位于最前端。第 3 腰椎横突上附着有大量的筋膜、韧带和肌肉,横突背面及上面有腰神经后支的外侧支走行,且被骨性纤维管固定于横突上。

(二)病因病机

一般认为第 3 腰椎是腰椎的活动中心,其横突受到的牵拉应力最大。第 3 腰椎横突的解剖学特点和生物力学特点,决定其在腰部活动中容易发生劳损,组织出现无菌性炎症、水肿,久之出现纤维化,形成瘢痕粘连、筋膜增厚和肌腱挛缩,可引起神经、血管束卡压,并压迫和刺激腰神经后支的外侧支,引起所支配的肌肉痉挛、疼痛,患者有下腰痛或腰臀部疼痛症状。

(三)诊断要点

第三腰椎横突综合征的诊断要点如下。

(1)患者可有腰部酸痛,严重时疼痛加剧,活动受限,进而影响日常生活及工作。疼痛范围可达臀部及大腿前方。腰部后仰时不痛,向对侧弯腰受限。

(2)患者取俯卧位,检查者按压第 3 腰椎横突尖时,疼痛明显。有时可因受凉感冒而疼痛加重。

(3)X 线片常显示第 3 腰椎横突过长,远端边缘部可有硬化表现,有时在其附近软组织内发现不规则的钙化阴影。

(四)鉴别诊断

腰椎间盘突出:①椎间盘突出可以刺激外层的纤维环及后纵韧带上的窦椎神经而引起腰背部疼痛;②坐骨神经痛,多见于第 4~5 腰椎椎间盘突出和第 5 腰椎至第 1 骶椎椎间盘突出患者;③下腹部或者大腿前侧疼痛,多见于高位椎间盘突出患者;④间歇性跛行,可见于椎管狭窄患者;⑤下肢肌力减退和麻木不适;⑥马尾综合征,当椎间盘明显突出时,可以引起大小便障碍。影像学检查可见相应节段椎间盘突出。

(五)器具及药物

(1)10 ml 注射器。

(2)曲安奈德或地塞米松 20 mg。

(3)20 ml 利多卡因(2%)等。

(六)注射操作

(1)患者取俯卧位或者侧卧位。

(2)在后正中线旁和髂嵴处,触摸寻找第 3 腰椎横突,触及最明显的压痛点后,用记号笔标记。常规消毒皮肤。

(3)手持注射器,针头成 45°角向前、向内进针,触及第 3 腰椎横突尖的骨组织,回抽无血液后,可沿该横突尖周围将 10 ml 药液进行充分浸润注射。

(七)术后处理

嘱患者休息片刻,观察疗效和有无异常情况。

(八)注意事项

应注意定位的准确性和进针深度,不可过深,避免刺入肾脏。

六、硬膜外注射治疗腰椎间盘突出

(一)应用解剖

腰椎间盘位于两个椎体之间,是一个具有流体力学特性的结构,由髓核、纤维环和软骨板三部分构成。其中髓核位于中央,纤维环位于髓核周围并包绕髓核,软骨板分为上、下部,直接与椎体骨组织相连。整个腰椎间盘的厚度为 8～10 mm。在椎管内壁和硬脊膜之间,有一个疏松的间隙,称硬膜外隙。这个空间具有膨缩性,注入足量药液后,药液可在硬膜外隙内上下扩散,并沿椎间孔扩散至神经根周围,从而起到解除化学刺激及钝性分离的作用。

(二)病因病机

腰椎间盘突出:纤维环可能因腹压增高(如剧烈咳嗽、用力排便、姿势不当、腰部负荷突然增加、急性腰部外伤、长期处于坐位和颠簸状态)等原因发生松动,导致髓核突出而发生移位,压迫或刺激神经,患者出现一系列神经症状。

(三)诊断要点

腰椎间盘突出的诊断要点如下。

(1)下肢放射性疼痛,疼痛位置与受累神经支配区域相符。

(2)下肢感觉异常,受累神经支配区域皮肤浅感觉减弱。

(3)直腿抬高试验、直腿抬高加强试验、股神经牵拉试验阳性。

(4)腱反射较健侧减弱。

(5)肌力下降。

(6)腰椎 MRI 或 CT 检查显示椎间盘突出,压迫症状、体征与受累神经相符。

前 5 项标准中,符合其中 3 项,结合第 6 项,即可诊断为腰椎间盘突出。

(四)鉴别诊断

第三腰椎横突综合征:患者取俯卧位,检查者按压第 3 腰椎横突尖时,疼痛明显。有时可因受凉感冒而疼痛加重;X 线片常显示第 3 腰椎横突过长,远端边缘部可有硬化表现,有时在其附近软组织内发现不规则的钙化阴影。

(五)器具及药物

(1)5 ml、10 ml 注射器。

(2)5 ml 曲安奈德或地塞米松。

(3)20 ml 普鲁卡因/利多卡因(0.25%)。

(4)5 ml 生理盐水等。

(六)注射操作

(1)患者取侧卧位,尽量弓腰,暴露关节间隙。

(2)在后正中线,触及腰椎间盘突出的最明显压痛点,定位相应脊柱间隙,可用记号笔标记。常规消毒皮肤。

(3)手持注射器,在定位脊柱间隙的上一间隙进针,进入硬膜外隙,回抽无血液和脑脊液后,缓缓注入药液。

(七)术后处理

嘱患者卧床休息 1 h 以上,观察疗效和有无异常情况。

(八)注意事项

进针时,应注意进针深度,不可过深,否则容易误入蛛网膜下隙。

七、臀上皮神经注射术

(一)应用解剖

臀上皮神经为混合神经,分布于臀部皮肤。臀上皮神经来自第 1~3 腰神经后支的外侧支。组成臀上皮神经的腰神经后支的外侧支在横突附近骶棘肌内、骶棘肌表面或穿出筋膜后彼此吻合。分布在横突附近骶棘肌的神经,为"肌内段";分布在骶棘肌表面或穿出筋膜后,走行于腰背筋膜浅层深面的神经,为"筋膜下段";穿出腰背筋膜浅层深面至皮下浅筋膜的神经,为"皮下段"。

(二)病因病机

臀部皮外伤、臀部肌肉损伤、腰椎间盘突出等可引起肌肉组织损伤,纤维环部分或全部破裂,髓核向外突出,刺激或压迫窦椎神经和神经根,臀上皮神经常会同时受累,患者出现腰腿痛症状。

(三)诊断要点

臀上皮神经刺激的诊断要点如下。

(1)病史:大多数患者有腰臀部闪扭史。

(2)疼痛:主要表现为腰臀部弥漫性疼痛,尤以髂嵴中点处附近较明显,可呈刺痛、酸痛或撕裂样疼痛。有下肢牵扯痛,但不过膝。

(3)活动受限:弯腰受限、起坐困难,由端坐位改直立位时,感觉腰部用不上力,多不能直接站起或坐下,痛甚者需他人搀扶或支撑他物方可起坐。

(4)触诊:在髂嵴中点直下 3~4 cm 皮下可触及一滚动高起的条索样物,触压时患者痛、麻、胀难忍,臀上部、臀上皮神经分布区触痛明显。

(5)体格检查:行直腿抬高试验时,有时对侧下肢直腿抬高受限,但无神经根性体征。

(四)鉴别诊断

(1)第三腰椎横突综合征:患者取俯卧位,检查者按压第 3 腰椎横突尖时,疼痛明显。有时可因受凉感冒而疼痛加重;X 线片常显示第 3 腰椎横突过长,远端边缘部可有硬化表现,有时在其附近软组织内发现不规则的钙化阴影。

(2)股骨头坏死:疼痛部位在髋关节、大腿近侧处,疼痛可放射至膝部;呈持续痛、静息痛;骨软骨塌陷变形,导致创伤性关节炎,患者髋部活动受限,特别是旋转活动受限,或有痛性和短缩性跛行。影像学检查显示新月征(为三层结构),可明确诊断。

(五)器具及药物

(1)10 ml 注射器。

(2)曲安奈德或地塞米松 20 mg。

（3）30 ml 普鲁卡因/利多卡因（1%）等。

（六）注射操作

（1）患者取俯卧位，在髂嵴中点直下 3～4 cm 皮下可触及一滚动高起的条索样物，触摸寻找最明显的压痛点，可用记号笔标记。常规消毒皮肤。

（2）手持注射器，在标记点沿髂嵴横向逐层浸润，进针约 5 cm，回抽无血液后，注入药液 20 ml。

（七）术后处理

嘱患者休息片刻，观察疗效和有无异常情况。

（八）注意事项

由于覆盖面积较广，可采取逐层浸润封闭注射治疗的方法，效果更好。

八、骶尾关节注射术

（一）应用解剖

骶尾关节由第 5 骶椎与第 1 尾椎借椎间盘相连组成。椎间盘呈卵圆形，薄而较软，前后较厚，两侧较薄，中央部往往有一小腔。骶尾关节周围有骶尾前韧带、骶尾后深韧带、骶尾后浅韧带、骶尾外侧韧带等加强。骶尾关节在尾骨肌作用下协助固定骶骨和尾骨，防止骶骨上端因承受重量而过度前倾。

（二）病因病机

大多数骶尾部疼痛患者有臀部坐地钝挫伤史，也可因坐硬物时间过长劳损或先天性骶尾发育不良而引起骶尾部疼痛。

（三）诊断要点

骶尾关节炎的诊断要点如下。

（1）臀部着地钝挫伤或坐硬物时间过长，骶尾部疼痛。

（2）检查：骶尾部压痛，尾骨受伤时肛门指诊尾骨前面压痛，如钝挫伤严重可导致尾骨骨折、骶尾关节脱位，可触及尾骨间异常活动。

（四）鉴别诊断

骶骨骨折：有下腰背疼痛、坐立困难和排尿困难等症状。腰骶部肿胀和淤血，患者可伴有步态异常。影像学检查可资鉴别。

（五）器具及药物

（1）5 ml 注射器。

（2）曲安奈德或地塞米松 20 mg。

（3）2～5 ml 利多卡因（2%）等。

（六）注射操作

（1）患者取俯卧位或者胸膝卧位，腹下垫枕头。

（2）在骶尾关节的背侧寻找最明显的压痛点，并用记号笔标记。常规消毒皮肤。

（3）穿刺进针直达骨面，将药液分散注射到压痛点及其周围。

(七)术后处理

嘱患者卧床休息,观察疗效和有无异常情况。

(八)注意事项

(1)病变可在骶尾关节处,也可在侧方的韧带、肌肉附着处,因此需要寻找最明显的压痛点才能确定病变部位。

(2)进针深度不宜过深,以免刺入直肠内。

(3)术后不要坐硬物,可用气垫或者泡沫敷贴置于骶尾处增加舒适度。

九、骶管注射术

(一)应用解剖

一般脊髓以脊髓圆锥终止于第1腰椎水平,硬膜囊末端处于第2骶椎平面,即两侧髂后上棘连线平面。骶管注射的目的是经骶管裂孔注射封闭药液,使药物作用于椎间盘的后面、硬脊膜的前面以及任何受累的神经根。骶管裂孔位于骶骨的下端,两骶角之间。两骶角明显突出,是骶管裂孔的骨性定位标志。大部分人的骶管裂孔呈斜行三角形间隙,一般可经骶管裂孔成功穿刺进入骶管,极少数者因骶管裂孔太狭小而穿刺失败。骶管裂孔表面附着有骶尾后浅韧带、骶尾后深韧带,在成功穿刺时常有落空感。

(二)病因病机

腰椎间盘突出、腰椎管狭窄和粘连等卡压、刺激神经根,引起腰腿痛。

(三)诊断要点

腰骶神经刺激的诊断要点如下。

(1)患者有急性腰椎间盘突出,代偿性腰椎侧弯,以及急性神经根卡压症状。

(2)腰部中央或两侧疼痛,伴或不伴坐骨神经痛或神经根性体征。患者常因疼痛而前屈、健侧屈,有神经受牵拉的体征。

(四)鉴别诊断

尾骨骨折:骶尾部疼痛、肿胀,尾骨受伤后易发生脱位和钩状变形,表现为骶尾关节间隙增宽和分离,坐位时疼痛严重,患者不敢将整个臀部坐下。伴有排便次数增多、排便不净和直肠刺激症状。影像学检查可见骨折线。

(五)器具及药物

(1)5 ml、30 ml注射器。

(2)曲安奈德或地塞米松20 mg。

(3)30 ml利多卡因/普鲁卡因(0.25%)等。

(六)注射操作

(1)患者取俯卧位或侧卧位或膝胸卧位(临床上一般采用俯卧位)。患者将脸部舒适地放在按摩床圆孔处,脚踝下方垫上枕头,嘱患者放松肌肉。

(2)在骶骨下端,骶、尾骨交界处触摸两个骶角,确定骶管裂孔,并用记号笔标记穿刺点。常规消毒皮肤。

（3）手持注射器，针尖向下，成45°角刺入标记点皮肤，进针穿过骶尾后浅韧带、骶尾后深韧带。

（4）稍微压低针尾，持续进针，阻力突然消失时表明骶管穿刺成功，再稍微进针0.5 cm。

（5）由于此处出血时不易抽出血液，须反复地抽吸针筒，观察有无血液和脑脊液，确认无误后注入药液。

（七）术后处理

注射完毕，嘱患者仰卧休息或取侧卧位休息0.5 h及以上，头部垫上枕头以防药液流向头部，观察患者有无不适。

（八）注意事项

（1）操作过程中须反复回抽，观察有无血液和脑脊液，如果回抽有血液，则将针加以转动，稍停片刻，待回抽无血液时，才可注射封闭药液。若回抽有脑脊液，则应立即将针全部拔出，终止此次操作。

（2）注射速度应缓慢，注射过快可引起头晕、头痛或下肢胀痛。

十、梨状肌综合征封闭注射疗法

（一）应用解剖

梨状肌综合征是坐骨神经在通过梨状肌出口时受到卡压或发生慢性损伤而引起的一组临床症候群。本病多见于青壮年，男性多于女性，比例约为2∶1。梨状肌起自骶骨前面外侧，经坐骨大孔到达臀部，止于股骨大转子后面，其作用是外展外旋大腿。梨状肌体表投影是髂后上棘、尾骨尖和股骨大粗隆形成的三角形区域。一般情况下，臀上神经及臀上动、静脉经梨状肌上孔穿出，坐骨神经、臀下神经、阴部神经及臀下动、静脉等经梨状肌下孔穿出。但坐骨神经和梨状肌的变异较大。坐骨神经可单束穿出梨状肌，也可以分成两束穿出梨状肌。坐骨神经可从梨状肌上孔、梨状肌下孔和梨状肌中间穿出。梨状肌可与上孖肌、闭孔内肌和臀中肌发生融合。这些解剖变异可能会提高梨状肌综合征的发生率。

（二）病因病机

梨状肌的解剖变异大。外伤、慢性劳损和骶髂关节炎症等均可导致梨状肌肿大、痉挛、肥厚、粘连和纤维化，卡压并刺激坐骨神经，尤其是穿过梨状肌中间的坐骨神经，更易受累。

梨状肌综合征也常继发于腰椎间盘突出、腰椎峡部不连、腰椎骨关节病、骶髂关节炎、女性盆腔炎等患者。

（三）诊断要点

梨状肌综合征的诊断要点如下。

（1）大部分患者有间歇性跛行和下肢痛，蹲位休息片刻可缓解。

（2）臀中部相当于梨状肌投影区域压痛明显，梨状肌上、下孔神经穿出处压痛更明显。

（3）股外侧、股后侧、小腿外侧放射性疼痛，或小腿后侧、足底麻木或感觉异常。

（4）可有臀部外伤史，不能久坐或跑步，臀部疼痛、臀大肌萎缩等。

（5）用力内旋、屈曲、内收髋关节引起疼痛或疼痛加重。

（四）鉴别诊断

腰椎间盘突出：腰椎间盘突出患者通常有腰痛症状，而梨状肌综合征患者则无腰痛症状。行直腿抬高试验时,随着下肢抬高角度的增加,腰椎间盘突出患者疼痛加重。而梨状肌综合征患者下肢抬高角度小于60°时疼痛明显,大于60°时疼痛减轻。

(五)器具及药物

(1)5 ml 注射器。

(2)曲安奈德或地塞米松 20 mg。

(3)5 ml 利多卡因(2%)。

(4)5 ml 生理盐水等。

(六)注射操作

(1)患者取俯卧位或侧卧位,在梨状肌体表投影区域内寻找压痛点,压痛点位于髂后上棘与股骨大转子连线中点下约 3 cm 处。常规消毒皮肤。

(2)手持注射器,垂直进针穿过臀大肌,有突破感并感觉阻力消失时即到达梨状肌表面,继续进针穿过肌膜,患者有串麻感说明刺到坐骨神经,应退针 3～5 mm,回抽无血液后,缓慢注入 10～15 ml 药液。

(七)术后处理

嘱患者休息片刻,观察疗效和有无异常情况。

(八)注意事项

封闭注射治疗可缓解梨状肌痉挛和损伤等,药物注入的部位是梨状肌而不是坐骨神经。

十一、骶髂关节注射术

(一)应用解剖

骶髂关节由骶骨耳状面与髂骨耳状面构成,关节面凹凸不平,关节间隙从后内斜向前外。骶髂关节的软骨比较特别,髂骨耳状面的软骨为纤维软骨,而骶骨耳状面的软骨为透明软骨。关节囊紧张,关节前面有骶髂前韧带,关节后面有骶髂后韧带,关节后上方有骶髂骨间韧带连于骶骨粗隆与髂骨粗隆之间,此外还有耻骨联合、骶结节韧带和骶棘韧带,都可以加强骶髂关节的稳定性。骶髂关节是一个微动关节,活动度极小。在妊娠后期其活动度可略增大,以适应分娩。骶髂关节的体表投影位置在髂后上棘内下方的凹陷处。

(二)病因病机

类风湿关节炎、强直性脊柱炎患者和孕妇产后等均可发生骶髂关节炎。致密性髂骨炎也是骶髂关节常见的临床诊断。

(三)诊断要点

骶髂关节炎的诊断要点如下。

(1)患者腰骶部疼痛不适,骶髂关节叩击痛,骶髂关节分离试验(又称"4 字试验")阳性。

(2)CT、MRI 检查可清楚显示骶髂关节软骨、韧带的病变。

(四)鉴别诊断

腰椎间盘突出:①椎间盘突出可以刺激外层的纤维环及后纵韧带上的窦椎神经而引起腰背部疼痛;②坐骨神经痛,多见于第 4～5 腰椎椎间盘突出和第 5 腰椎至第 1 骶椎椎间盘突出患者;③下腹部或者大腿前侧疼痛,多见于高位椎间盘突出患者;④间歇性跛行,可见于椎管狭窄患者;⑤下肢肌力减退和麻木不适;⑥马尾综合征,当椎间盘明显突出时,可以引起大小便功能障碍。影像学检查可见相应节段椎间盘突出。

(五)器具及药物

(1)10 ml 注射器。

(2)曲安奈德或地塞米松 20 mg。

(3)20 ml 利多卡因(2%)等。

(六)注射操作

(1)患者取俯卧位,在下腹部及骨盆部垫软枕。

(2)在髂后上棘内下方 1～1.5 cm,相当于第 2～3 骶椎棘突水平、髂骨缘内侧 1 cm 处,标记进针点,常规消毒皮肤。

(3)手持注射器以 45°～55°向前、向外进针,直至有突破感,后持续进针至骶髂关节,回抽无血液后,从上到下呈扇形注入药液。

(七)术后处理

嘱患者休息片刻,观察疗效和有无异常情况。

(八)注意事项

(1)治疗前应排除腰部疾病和髋部疾病引起的腰骶部疼痛,才能诊断为骶髂关节病变。

(2)注意进针的深度和角度,以免伤及盆腔脏器及周围组织。

(袁仕国　杨　晗　乔山旭　刘　丹　胡冠宇　来　倩　柯雨停　温　肸　徐先觉)

第六章 下肢侵入性治疗

一、髋关节囊内注射术

(一)应用解剖

髋关节是典型的球窝关节,由于关节窝特别深,故又称为杵臼关节。髋关节由髋骨的髋臼和股骨头构成。髋臼和股骨头都被关节软骨覆盖,在负重的区域关节软骨较厚。髋关节囊坚厚,上端附于髋臼周缘和髋臼横韧带,下端达股骨颈,在前壁包绕股骨颈的全长,而后壁仅包绕股骨颈内侧 2/3。

(二)病因病机

长期关节劳损、长期过度外展、跳跃、长时间在硬地上站立或行走等导致髋关节慢性损伤,跌倒时直接撞击髋关节等急性损伤及感染,导致髋关节囊受到牵拉、挤压,或发生磨损老化而引起髋关节疼痛。

(三)诊断要点

髋关节炎的诊断要点如下。

(1)一般在急性损伤后立即出现髋关节疼痛、肿胀及跛行,关节活动时疼痛加重。疼痛部位可位于髋关节外侧、臀部或腹股沟处,行走或上楼时更明显。

(2)髋关节活动度下降,活动僵硬,内收活动范围缩小,屈髋时有响声,并出现患肢延长。

(3)严重时 X 线片可见股骨头表面粗糙甚至塌陷,与髋臼之间的间隙缩窄,CT 检查可见股骨头坏死的早期征象。

(四)鉴别诊断

髋关节脱位:髋关节疼痛,活动受限,内收、内旋、短缩畸形。髋关节后脱位时可在患者臀部摸到脱出的股骨头,大转子上移明显;髋关节前脱位时呈伸直、外展、外旋畸形,于腹股沟处可以摸到股骨头;髋关节中心脱位时患者可出现失血性休克,大腿上段外侧往往有大血肿。

(五)器具及药物

(1)5 ml、30 ml 注射器。

(2)1~3 ml 曲安奈德或地塞米松。

(3)50 ml 普鲁卡因/利多卡因(0.25%)等。

(六)注射操作

(1)患者取仰卧位,髋关节外旋,使注射间隙打开。

（2）首先触摸到股骨头所在位置，再活动髋关节找到髋臼所在位置，确定髋臼位置后做好标记，常规消毒皮肤。

（3）手持注射器，自股骨大转子前方，沿股骨颈方向以 45°角缓慢进针，针贴近骨面，待针尖接近关节外缘时，将针尖略微翘起，平行于关节囊面刺入 1.5 cm 左右，不进入关节腔，回抽无血液或关节液，即可注药，亦可做扇形浸润，再退针。

（4）再取俯卧位，在大转子后方、转子间嵴处进针，沿股骨颈方向插入后关节囊层，回抽无血液后，可进行药物注射。注射药量 10～15 ml。

（七）术后处理

嘱患者休息片刻，观察疗效和有无异常情况。

（八）注意事项

若穿刺回抽时有关节积液和脓性分泌物，应抽吸干净，并对抽出物进行化验。

二、坐骨结节滑囊炎封闭注射疗法

（一）应用解剖

坐骨可分为上、下两部分（坐骨体和坐骨支），在坐骨体与坐骨支移行处有向后下凸起的粗隆，即坐骨结节，是在坐位时可摸到的臀部下方的骨性突起。在坐骨结节的顶端有滑囊，滑囊能分泌液体，以减少组织间的摩擦，是坐骨的保护性装置。

（二）病因病机

坐骨结节滑囊炎是由长期坐位工作及臀部脂肪组织缺失、坐骨结节滑囊长期受压和发生摩擦、囊壁渐渐增厚或发生纤维化而导致。或因剧烈活动髋关节，附着在坐骨结节上的肌腱受到损伤，滑囊受到牵拉损伤或肌腱损伤处的瘢痕刺激滑囊导致。

（三）诊断要点

坐骨结节滑囊炎的诊断要点如下。

（1）臀尖疼痛，坐位时加剧，有时只能一侧臀部坐下，严重者不能坐下。但疼痛部位局限，不向他处放射。

（2）在疼痛部位可触摸到边缘较清晰的椭圆形肿块，与坐骨结节粘连在一起，压之疼痛。

（3）做屈膝、屈髋动作时，可因挤压、牵扯滑囊而引起疼痛。

（四）鉴别诊断

（1）腰椎间盘突出：有坐骨神经痛者，影像学检查多可见第 4～5 腰椎椎间盘突出和第 5 腰椎至第 1 骶椎椎间盘突出。

（2）股骨头坏死：疼痛部位在髋关节、大腿近侧处，可放射至膝部；呈持续痛、静息痛；骨软骨塌陷变形，导致创伤性关节炎，患者髋部活动受限，特别是旋转活动受限，或有痛性和短缩性跛行。影像学检查可显示新月征（为三层结构），可明确诊断。

（五）器具及药物

（1）5 ml、30 ml 注射器。

（2）曲安奈德或地塞米松 20 mg。

（3）10 ml 普鲁卡因/利多卡因（2%）等。

(六)注射操作

(1)患者取侧卧位,屈髋、屈膝。

(2)在肛门周围可触摸到坐骨结节,滑囊较大时也可触摸到肿块,做好标记,常规消毒皮肤。

(3)手持注射器,从标记处缓缓进针,可从皮下进入滑囊内,抽吸并检查有无脓液,有脓液时应抽吸干净,回抽无血液后注入药液。

(七)术后处理

嘱患者休息片刻,观察疗效和有无异常情况。嘱患者回家休息 2 周,尽量避免久坐硬座。

(八)注意事项

滑囊较大且感染严重时,需行手术治疗。

三、大转子滑囊炎封闭注射疗法

(一)应用解剖

股骨大转子处有两个滑囊:一个位于臀肌腱膜与股骨大粗隆之间;另一个位于臀肌腱膜与皮下之间。大转子滑囊炎常发生于股骨大转子与髂胫束筋膜之间,呈现囊状包块。

(二)病因病机

(1)皮下滑囊炎:常由皮下挫伤引起。例如,足球守门员扑球时股骨大粗隆处着地,引起急性挫伤而出现皮下血肿。血肿治疗不当导致滑囊肿胀、积液,即形成皮下滑囊炎。股骨大粗隆经常反复撞地摩擦,也可引起滑囊肿胀、积液而形成慢性滑囊炎。

(2)深层滑囊炎:多因跑跳过多,臀肌腱膜与股骨大粗隆长期反复摩擦引起滑囊增生、渗出而发生无菌性炎症,导致滑囊内滑液明显增多,引起局部肿胀、疼痛、髋关节活动受限。

(三)诊断要点

大转子滑囊炎的诊断要点如下。

(1)放射痛,最初位于臀部外侧靠下的位置。髋关节内收时髋膝伸屈股骨大粗隆处疼痛,外展时伸屈疼痛减轻。随着时间的推移,疼痛放射到下背部和臀部,还有可能沿着大腿外侧向下延伸至膝盖。

(2)运动、股骨大粗隆着地或触摸时疼痛。股骨大粗隆处肿胀隆起,出现一个圆形肿块,有压痛,有波动感。穿刺可抽出黄色液体。

(3)股骨大转子后方凹陷消失,有压痛,影像学检查无异常。

(四)鉴别诊断

股骨头坏死:疼痛部位在髋关节、大腿近侧处,可放射至膝部;呈持续痛、静息痛;骨软骨塌陷变形,导致创伤性关节炎,患者髋部活动受限,特别是旋转活动受限,或有痛性和短缩性跛行。影像学检查可显示新月征(为三层结构),可明确诊断。

(五)器具及药物

(1)5 ml、30 ml 注射器。

(2)曲安奈德或地塞米松 20 mg。

(3)10～20 ml 利多卡因(2%)等。

(六)注射操作

(1)患者取健侧卧位,健侧下肢伸直,患侧髋关节半屈曲。

(2)寻找股骨大转子隆起处,触摸肿块和压痛点最明显处,做好标记,常规消毒皮肤。手持注射器垂直或斜行进针到滑囊内,回抽并检查有无脓性分泌物或积血,若有脓性分泌物或积血,则需要将滑囊内液体抽干净,再缓缓注入药液。

(七)术后处理

嘱患者休息片刻,观察疗效和有无异常情况。

(八)注意事项

(1)注入药液后,需要用厚的棉花或海绵垫加压包扎 2 周左右,可以预防滑囊炎复发,效果较好。

(2)滑囊较大且感染严重,或长期注射治疗无效者,需行手术治疗。

四、内收肌痉挛性疼痛封闭注射疗法

(一)应用解剖

内收肌群位于大腿内侧,由耻骨肌、短收肌、长收肌、大收肌和股薄肌组成。每条肌肉的起止点、功能各有不同。

(1)耻骨肌:起点为耻骨上支,止点为股骨粗线内侧唇上部。耻骨肌收缩可使大腿屈曲、内收和外旋。

(2)短收肌:起点为耻骨下支外,止点为股骨粗线上部。短收肌收缩可使髋关节屈曲、内收和外旋。受闭孔神经支配。

(3)长收肌:起点为耻骨上支外,止点为股骨粗线内侧唇中部。长收肌收缩可使大腿外旋和内收。由闭孔神经前支支配。

(4)大收肌:起点为坐骨结节、坐骨支和耻骨下支,止点为股骨粗线内侧唇上 2/3 及股骨内上髁,肌纤维束呈扇形分散,上束几乎呈水平走行,最下束则几乎呈垂直走行。此肌收缩,近固定时,上部纤维使大腿内收、屈曲和内旋,下部纤维使大腿内收、后伸和外旋。远固定时,骨盆后倾。由闭孔神经后支和坐骨神经的分支支配。

(5)股薄肌:在缝匠肌的覆盖下,以宽而薄的腱膜起自耻骨弓,向下于股骨内上髁平面移行为细薄的条索状肌腱,腱尾呈扇形分散,止于胫骨粗隆的内侧部。具有内收、内旋髋关节的功能。

(二)病因病机

过度劳累、受凉、缺钙、筋膜炎、脑梗死等可导致局部肌肉处于紧张、应激状态,从而引起内收肌痉挛。

(三)诊断要点

内收肌痉挛性疼痛的诊断要点如下。

(1)患者没有明显的外伤史,站位或蹲位时腹股沟区出现疼痛,晨起时疼痛、抽搐症状缓解,但有僵硬感,午后或劳累后抽搐、疼痛加重。

(2)体格检查:内收肌可有明显触痛,主动或被动外展下肢也会诱发疼痛、抽搐,甚至外展活动受限。

(3)内收肌痉挛、紧张,受到外部刺激时,可诱发或加重痉挛性疼痛。

(四)鉴别诊断

股骨头坏死:疼痛部位在髋关节、大腿近侧处,可放射至膝部;呈持续痛、静息痛;骨软骨塌陷变形,导致创伤性关节炎,患者髋部活动受限,特别是旋转活动受限,或有痛性和短缩性跛行。影像学检查可显示新月征(为三层结构),可明确诊断。

(五)器具及药物

(1)5 ml、30 ml 注射器。

(2)曲安奈德或地塞米松 20 mg。

(3)30 ml 普鲁卡因/利多卡因(0.25%)等。

(六)注射操作

(1)患者取仰卧位,双腿分开。

(2)在腹股沟区触摸寻找明显压痛点,常规消毒皮肤。

(3)手持注射器,缓慢浸润注射,每次注射前应回抽并观察有无血液,确认无误后再行注射。

(七)术后处理

嘱患者休息片刻,观察疗效和有无异常情况。

(八)注意事项

行封闭注射治疗时,单一注射点效果不明显,应行局部浸润性注射。

五、股外侧皮神经炎封闭注射疗法

(一)应用解剖

股外侧皮神经自腰大肌外侧缘穿出,行向前外侧,越过髂肌表面,经过髂前上棘内侧、腹股沟韧带深面,在髂前上棘下 5~6 cm 处穿过缝匠肌进入皮下,分布于大腿前外侧部的皮肤。在髂前上棘下有一骨性纤维管,股外侧皮神经在其中通过。

(二)病因病机

股外侧皮神经自髂前上棘的内侧、腹股沟韧带的下方,出骨盆至大腿,在起始于缝匠肌的骨性纤维管中位置最表浅,故此处股外侧皮神经最易受损及受压,引起骨性纤维管炎症、肿胀、纤维化、粘连、瘢痕形成。

(三)诊断要点

股外侧皮神经炎的诊断要点如下。

(1)主要症状是大腿前外侧区域有持续存在的皮肤麻木、疼痛等,行走太久或劳累时症状明显加重。

(2)检查:髂前上棘下压痛、串麻感,Tinel 征阳性。

（四）鉴别诊断

（1）动脉闭塞性疼痛：由下肢动脉粥样硬化斑块导致，患者可出现脚趾变黑且伴有疼痛症状。

（2）带状疱疹：患处常出现粟粒至黄豆大小的丘疹、水疱。

（五）器具及药物

（1）1 ml 注射器。

（2）曲安奈德或地塞米松 10 mg。

（3）5～10 ml 利多卡因（2％）等。

（六）注射操作

（1）患者取仰卧位，双腿伸直。

（2）在髂前上棘内侧及前下方触摸寻找压痛点和串麻点，常规消毒皮肤。

（3）手持注射器，缓慢垂直进针，每次注射前应该回抽并观察有无血液，确认无误后再逐层行浸润注射。

（七）术后处理

嘱患者休息片刻，观察疗效和有无异常情况。

（八）注意事项

行封闭注射治疗时，单一注射点效果可能不明显，可采取逐层浸润性注射。

六、膝关节囊内注射术

（一）应用解剖

一般成年人的膝关节具有 120 ml 的潜在腔隙。关节囊内衬有皱褶的滑膜，滑膜面积非常大，在有些部位形成滑膜皱襞。滑膜在髌下部的两侧突入关节腔内，形成的滑膜皱襞称为翼状襞，两侧的翼状襞向上方逐渐愈合成一条带状的皱襞，称为髌滑膜襞，经关节腔斜达股骨髁间窝的前缘。屈伸膝关节可能会卡压滑膜皱襞，引起滑膜皱襞综合征。关节囊的滑膜宽阔，除关节软骨与半月板表面外，纤维膜的内面、交叉韧带、髁间窝和髁间隆起等处均被覆一层滑膜。髌上囊位于髌骨的上方，在股骨下端前面和股四头肌之间，髌上囊与膝关节囊相延续。在关节囊的后部，滑膜向后形成左、右两个囊状突起，分别位于股骨两髁与腓肠肌的内、外侧头之间。关节腔宽广，常与附近的一些滑膜囊相通。

（二）病因病机

膝关节软骨营养和代谢失常、微小创伤累积、关节负荷过重，以及先天性关节畸形、关节面不平整、机械磨损、关节不稳定、感染等可导致膝关节炎、类风湿关节炎、痛风、膝关节滑膜皱襞综合征、髌上滑囊炎等疾病；受凉、劳累等会引起关节酸胀不适和疼痛，关节外伤或活动度大时相应症状也可能加重。

（三）诊断要点

膝关节炎的诊断要点如下。

膝关节疼痛，活动受限，关节间隙压痛，关节积液，有摩擦音等。

（四）鉴别诊断

半月板损伤：患者有剧烈疼痛，呈持续的牵扯样、撕裂样、绞样痛，疼痛常发生在损伤侧；活动时膝关节内有响声；在伸屈膝关节时，常有突然"卡住"致使膝关节不能伸屈的交锁现象。

（五）器具及药物

(1)5 ml、30 ml 注射器。

(2)曲安奈德或地塞米松 20 mg。

(3)10 ml 利多卡因(2%)。

(4)100 ml 生理盐水等。

（六）注射操作

(1)患者取仰卧位，双腿伸直，膝关节下面垫软枕。

(2)首先触摸并活动髌骨，髌骨内侧缘和外侧缘都可进针，确定位置并标记；常规消毒皮肤。

(3)进针前，可将髌骨向对侧稍微推动，然后缓慢进针，针尖向外并略向上倾斜，直达关节间隙，然后一次性注入 10 ml 左右药液，必要时可抽液检查进针是否准确。

(4)若关节积液较多，则需要对关节积液进行抽吸，并用生理盐水对关节腔进行冲洗，再注射药液。

（七）术后处理

嘱患者休息片刻，观察疗效和有无异常情况，嘱患者尽量减少负重运动。

（八）注意事项

由于血液中含有多种酶，长时间关节腔内积血会破坏关节软骨，应抽出关节腔内积血，再注入药液。若能用生理盐水冲洗干净，再注入药液，则效果更好。

七、腘窝囊肿封闭注射疗法

（一）应用解剖

腘窝囊肿是由膝关节后壁缺陷而使滑液渗漏，或半膜肌滑囊渗出滑液而形成的。腘动脉、腘静脉与胫后神经在腘窝中央走行，必须避开。

（二）病因病机

滑囊本身的病变（如慢性无菌性炎症等）引起膝关节腔的滑液或半膜肌腱的滑液渗漏到腘窝而形成腘窝囊肿，压迫腘窝内的动脉、静脉、腓总神经、胫后神经，造成行动不便、疼痛等。

（三）诊断要点

腘窝囊肿的诊断要点如下。

(1)呈特发性和隐匿性，患者可有腘窝不适或行走后发胀感，有的无自觉症状。

(2)囊肿较大时可妨碍膝关节的伸屈活动，检查可见腘窝有囊性肿物，大小不等。

(3)超声检查可发现滑囊液性暗区，边界清晰，据此可确定诊断。

（四）鉴别诊断

半月板损伤：患者有剧烈疼痛，呈持续的牵扯样、撕裂样、绞样痛，疼痛常发生在损伤侧；活动时膝关节内有响声；在伸屈膝关节时，常有突然"卡住"致使膝关节不能伸屈的交锁现象。

（五）器具及药物

（1）5 ml 注射器。

（2）曲安奈德或地塞米松 20 mg。

（3）10 ml 利多卡因（2%）等。

（六）注射操作

（1）患者取俯卧位，双腿自然放松。

（2）术者活动患者膝关节，做屈膝运动，在腘窝中线内侧两指、腘窝皱褶下两指处，触摸寻找肿物，感受其大小、软硬程度和位置，与周围组织分离情况，并做标记，常规消毒皮肤。

（3）在标记处进针，向外侧倾斜 45°，避开神经和血管，回抽无血液后，吸出囊内液体。

（4）更换注射器后，注入药液，并进行加压包扎。

（七）术后处理

嘱患者休息片刻，观察疗效和有无异常情况。

（八）注意事项

（1）将囊肿中抽出的积液送检，以便明确疾病诊断。

（2）抽吸滑液后，腘窝囊肿可复发，必要时可重复抽吸。

八、髌骨下滑囊炎封闭注射疗法

（一）应用解剖

髌骨下滑囊有两个：一是髌骨下浅滑囊，位于髌韧带浅面。在膝关节伸直时，髌骨下浅滑囊的上方是髌韧带；膝关节屈曲 70°～100° 时，髌骨下浅滑囊的上方是髌骨下端尖部，该滑囊的下方是胫骨结节，前方是皮肤，后方是髌韧带及胫骨结节。在跪下时髌骨下浅滑囊起减小摩擦的作用。另一个是髌骨下深滑囊，位于髌韧带深面，这是在胎儿时期就存在的滑囊，髌骨下深滑囊的上方是髌下脂肪垫，下方是胫骨结节与髌韧带，前方是髌韧带及皮肤，后方是胫骨近端。

（二）病因病机

髌骨下滑囊炎可单独发病，也可与髌腱炎同时发病。可因半蹲发力跳跃刺激引起滑囊炎而出现膝前髌下疼痛，髌韧带中点压痛。

（三）诊断要点

髌骨下滑囊炎的诊断要点如下。

（1）髌骨下浅滑囊炎：髌骨下浅滑囊位于皮下，发生损伤性滑囊炎时，由于囊内液增多，滑囊明显肿大，除局部有触压痛外，还可有明显波动感，且透光试验阳性，膝关节活动受到影响。

（2）髌骨下深滑囊炎：患者常有外伤史，慢性摩擦损伤史，滑囊渗液增多，由于受关节囊、胫骨及髌韧带的限制，囊内压明显增加。因此膝关节活动时，患者可出现剧烈的疼痛。当膝关节伸直时，髌韧带处有深压痛，且疼痛明显，并有明显的囊性波动感。

（3）两个滑囊可同时发病，也可单独发病。

（四）鉴别诊断

（1）髌下脂肪垫炎：髌下脂肪垫炎患者的疼痛主要发生在伸直膝盖时，可有膝关节前部和髌骨下缘疼痛。

（2）胫骨结节骨骺炎：影像学检查可见胫骨结节切线位被覆软组织肿胀，髌腱增厚，骨骺隆起，其间骨化不均匀，可有翘起骨片或游离骨片。

（3）髌韧带损伤：膝盖前方出现持续性疼痛，屈膝时疼痛可能加重；患者行走困难，上下楼梯时该症状可能表现得更加明显。

（五）器具及药物

（1）5 ml 注射器。

（2）曲安奈德或地塞米松 20 mg。

（3）5 ml 利多卡因（2%）等。

（六）注射操作

（1）患者取仰卧位，双腿自然伸直。

（2）髌骨下浅滑囊炎：寻找髌骨下浅滑囊肿胀隆起最明显处，常规消毒皮肤，从囊肿的远端斜行刺入囊内，回抽无血液后注射封闭药液。

（3）髌骨下深滑囊炎：嘱患者屈膝，在髌骨周围触摸，髌韧带放松时找到深压痛点并标记，常规消毒皮肤，手持注射器在标记点进针，刺过髌韧带达到髌骨下深滑囊，回抽无血液后，注入封闭药液。

（七）术后处理

嘱患者休息片刻，观察疗效和有无异常情况。

（八）注意事项

将囊肿中抽出的积液送检，以便明确疾病诊断。

九、鹅足滑囊炎封闭注射疗法

（一）应用解剖

缝匠肌、股薄肌和半腱肌的肌腱附着在胫骨近段内侧区域，三条肌腱的排列类似于鹅足，故称鹅足腱。鹅足腱的主要作用是辅助膝关节屈曲、内旋和伸髋，防止膝关节外翻及旋转过度。鹅足腱与胫骨之间的滑囊称为鹅足滑囊，其功能是减少运动时相邻结构间的摩擦。膝关节反复运动过度可造成肌腱、滑囊炎症而形成鹅足滑囊炎。

（二）病因病机

鹅足滑囊受到直接打击或膝关节伸屈扭转过多，导致股薄肌、缝匠肌和半腱肌的联合肌腱鹅足腱充血、水肿，或反复摩擦，并挤压鹅足滑囊，使鹅足腱和滑囊产生无菌性炎症，引起鹅足腱及滑囊处疼痛。此外，鹅足滑囊炎还与关节炎、糖尿病、肥胖、损伤及附近骨赘的摩擦有关。

(三)诊断要点

鹅足滑囊炎的诊断要点如下。

(1)主要表现为膝关节内侧疼痛,膝关节活动受限,晨轻夜重。通常起身站立或半蹲位时可出现疼痛,上下楼梯时疼痛加重。

(2)常见于跑步、踢足球、登山等运动爱好者及超重的中年女性。

(四)鉴别诊断

(1)内侧半月板损伤:患者有剧烈疼痛,呈持续的牵扯样、撕裂样、绞样痛,疼痛常发生在膝关节内侧,压痛点位于膝关节内侧间隙的后缘;活动时膝关节内有响声;在伸屈膝关节时,常有突然"卡住"致使膝关节不能伸屈的交锁现象。

(2)内侧副韧带损伤:膝关节内侧有剧烈疼痛感,以及局部肿胀、淤血,如果病情比较严重,还可能伴有半月板和前交叉韧带损伤,导致行动受限,行走时膝关节外翻,甚至无法行走。

(五)器具及药物

(1)5 ml 注射器。

(2)曲安奈德或地塞米松 20 mg。

(3)5 ml 利多卡因(2%)等。

(六)注射操作

(1)患者取仰卧位,双腿自然伸直。嘱患者屈髋、屈膝,通过对抗屈膝运动,在膝关节内侧寻找鹅足腱。

(2)鹅足腱附着在胫骨上的区域就是鹅足滑囊的定位点,按压鹅足腱附着处寻找最明显的压痛点,并用记号笔标记,常规消毒膝关节内侧表面皮肤。

(3)手持注射器,在标记点处进针,针头与胫骨成45°角穿入鹅足滑囊,回抽无血液后,将封闭药液缓慢注入,推注时如果有阻力,说明针头可能在韧带或肌腱内,此时应将针头稍后退,直到注射时无明显阻力感为止。

(七)术后处理

嘱患者休息片刻,观察疗效和有无异常情况。

(八)注意事项

鹅足滑囊炎患者最明显的压痛点位于膝关节内侧间隙下方 2~4 cm 鹅足腱止点处,因此查体十分重要。

十、髂胫束滑囊炎封闭注射疗法

(一)应用解剖

髂胫束滑囊位于髂胫束与股骨外上髁之间,起润滑髂胫束的作用,减少髂胫束与股骨的摩擦。髂胫束滑囊炎严重时可导致髂胫束摩擦综合征。髂胫束摩擦综合征俗称跑步膝,多见于长跑、骑车爱好者,患者常有膝关节外侧疼痛,疼痛时轻时重,大腿完全弯曲或完全伸直时疼痛最明显。

(二)病因病机

由于膝关节在一定范围内反复多次伸屈,膝关节外侧髂胫束前后活动时与股骨外上髁反复摩擦,使两者间充血水肿,产生无菌性炎症,导致髂胫束滑囊炎,严重时引起髂胫束摩擦综合征。

(三)诊断要点

髂胫束滑囊炎的诊断要点如下。

(1)好发于长跑、骑车爱好者。膝关节外侧、股骨外上髁上方疼痛,以刺痛为主。

(2)上下楼梯或者做其他弯曲膝关节的动作时疼痛明显,下肢抗阻外展、下肢被动内收均可引起疼痛加重。

(3)大腿外侧紧绷,髋关节外展时肌力下降。严重时疼痛甚至会放射到大腿及小腿的外侧,有时会有弹响。

(四)鉴别诊断

(1)外侧半月板损伤:患者有剧烈疼痛,呈持续的牵扯样、撕裂样、绞样痛,疼痛常发生在外侧,压痛点位于膝关节外侧间隙的后缘;活动时膝关节内有响声;在伸屈膝关节时,常有突然"卡住"致使膝关节不能伸屈的交锁现象。

(2)外侧副韧带损伤:膝关节外侧有剧烈疼痛感,以及局部肿胀、淤血,如果病情比较严重,还可能伴有半月板和前交叉韧带损伤,导致行动受限,行走时膝关节外翻,甚至无法行走。

(五)器具及药物

(1)5 ml 注射器。

(2)曲安奈德或地塞米松 20 mg。

(3)10 ml 利多卡因(2%)等。

(六)注射操作

(1)患者取仰卧位或侧卧位,在大腿外侧、股骨外上髁附近触摸寻找最明显的压痛点,做好标记,常规消毒皮肤。

(2)手持注射器,在标记点处缓慢进针,将针刺入滑囊,穿过髂胫束,抵达股骨外上髁,回抽无血液后,注入封闭药液。

(七)术后处理

嘱患者休息片刻,观察疗效和有无异常情况。

(八)注意事项

患者在行封闭注射治疗后,最好绝对休息 10 天,然后逐步恢复功能锻炼。

十一、胫骨结节骨软骨炎封闭注射疗法

(一)应用解剖

儿童的胫骨近端骨骺为软骨,前缘呈舌状下延,在 11～13 岁时,出现胫骨骨凸的骨化中心(胫骨结节骨骺),在 16～18 岁时,胫骨结节骨骺与胫骨近端骨凸骨化中心融合成为胫骨结节,覆盖胫骨近端干骺端前方。胫骨结节是髌骨下股四头肌腱的附着处。在融合前该处由髌韧带周围血管供血。胫骨结节骨软骨炎通常是青少年时期胫骨结节受到髌腱牵拉,引起骨骺慢性损伤导致。患者常伴有胫骨结节部髌腱后面软组织炎或滑囊炎。

(二)病因病机

剧烈运动或外伤,股四头肌长期、反复强烈收缩,部分病例髌韧带过度牵拉,可引起胫骨结节部分撕脱,进而影响血液循环而造成骨骺缺血、坏死。由于成纤维细胞的分化和成骨细胞的增生,髌韧带及其附近的软组织可出现异位骨化。在胫骨结节前上方产生新生小骨。由于髌韧带的牵拉,胫骨结节处的成骨细胞受到刺激而活跃增生,引起骨质增生,从而使胫骨结节增大,明显向前突出。胫骨近端骨骺可早期融合,在骨骺成熟后,出现高位髌骨和膝反屈的并发症。

(三)诊断要点

胫骨结节骨软骨炎的诊断要点如下。

(1)半蹲发力跳跃时胫骨结节处疼痛,上下楼时疼痛,严重者走路也痛。

(2)视诊和触诊可发现髌腱肥厚,一侧或双侧胫骨结节增大、疼痛,压痛点位于胫骨结节或髌腱附着处,或在髌腱止点的两侧。患者可有胫骨结节处软组织肿胀、肥厚。

(3)伸膝无力,膝关节在抗阻力伸直或充分屈曲下蹲时,使髌腱对胫骨结节拉力增加,导致膝关节疼痛加重,股四头肌收缩时也可导致疼痛加重。

(4)侧位 X 线片可见髌韧带增大增厚,肌腱可产生继发性钙化或骨化。胫骨结节骨骺"碎裂"或呈唇状。

(5)膝关节无肿胀或积液,浮髌试验阴性。

(四)鉴别诊断

胫骨结节撕脱性骨折:损伤当时可见撕脱后的不完全游离骨及其对应的受损骨,其边缘骨质毛糙、不连续或缺损。

(五)器具及药物

(1)5 ml 注射器。

(2)曲安奈德或地塞米松 20 mg。

(3)5 ml 利多卡因(2%)等。

(六)注射操作

(1)患者取仰卧位,双腿自然伸直。

(2)在胫骨结节周围触摸寻找压痛点,通常在胫骨结节表面且有轻度肿胀处,做好标记,常规消毒皮肤。根据标记的压痛点,选择不同的进针方式。

(3)手持注射器,若压痛点位于胫骨结节压痛处,则在标记点处垂直进针,直达骨膜,回抽无血液后,注入药液。若压痛点位于髌腱的内缘或外缘,则在标记点斜向髌腱后或髌腱两侧进针,回抽无血液后,注入药液。若压痛点位于胫骨结节近端髌腱深层或髌腱两侧,应视为髌腱下滑囊炎或周围软组织炎,则在标记点处斜向进针,针头穿过髌腱到髌腱下,回抽无血液后,注射药液。

(七)术后处理

嘱患者休息片刻,观察疗效和有无异常情况,减少关节活动。

（八）注意事项

应嘱患者减少运动量。在急性期，患者应将膝部保持伸直位，用石膏托固定4～6周，卧床休息至疼痛消失为止。本病也可采用冲击波辅助治疗等物理治疗方法。

十二、跟腱炎封闭注射疗法

（一）应用解剖

跟腱是腓肠肌和比目鱼肌的肌腹下端移行的腱性结构，止于跟骨结节，是人体粗大的肌腱之一，也是人体承受力最强的肌腱，对人体行走、站立和维持平衡有着重要的意义。跟腱炎目前尚无明确的定义，一般包括跟腱周围炎、跟腱变性、跟腱周围炎伴跟腱变性、跟骨后滑囊炎以及陈旧性断裂等。跟腱炎常发生在以下两个部位：一是跟腱本身，跟腱局部纤维断裂并发肿胀、增厚和瘢痕化；二是跟腱起止结合部，跟腱在跟骨广泛止点上有退行性变和慢性炎症。这两个部位都可能发生钙化和跟腱内成骨。此外，跟骨与跟腱交汇处常有骨赘形成。除单纯跟腱变性、陈旧性断裂外，封闭注射治疗常被用于治疗跟腱炎。

（二）病因病机

跟腱炎是反复过度牵拉跟腱造成劳损和跟腱退行性变，引起跟腱处及其周围疼痛的疾病。跟腱绷紧时轻微损伤即可造成少量胶原纤维断裂，运动不协调或过度运动致跟腱受损，巨大应力集中在跟腱与跟骨交汇处造成慢性损伤，以上几种情况都可导致跟腱炎。

（三）诊断要点

跟腱炎的诊断要点如下。

（1）晨起跟腱处疼痛、僵硬，活动后症状加重。

（2）查体常见跟腱局部明显肿胀，可触及肿大、增粗的跟腱，跟腱局部或跟腱止点处压痛明显。

（四）鉴别诊断

跟骨骨折：患者足跟创伤处疼痛明显，创伤处周围组织受累，可引起皮下出血而造成淤血或血肿。当跟骨发生骨折时，可导致跟骨出现内、外翻畸形，还可使足部原本的足弓支撑结构被破坏，导致足底扁平。影像学检查可见骨折线。

（五）器具及药物

（1）5 ml注射器。

（2）曲安奈德或地塞米松20 mg。

（3）5 ml利多卡因（2%）等。

（六）注射操作

（1）患者取俯卧位，双腿自然伸直，足背伸，使肌腱紧张。

（2）在跟腱周围触摸寻找跟腱压痛点，压痛点通常位于跟腱边缘，并做好标记，常规消毒皮肤。

（3）手持注射器，在跟腱内侧或外侧平行于跟腱进针，针沿跟腱边缘滑行，但不要进入跟腱内，回抽无血液后缓慢退针，同时缓慢注射药液。

(七)术后处理

嘱患者休息片刻,观察疗效和有无异常情况。

(八)注意事项

不要向跟腱内注射封闭药液,这是因为跟腱体积大、负重大、滋养血管少,封闭药液含有的激素会加速跟腱退行性变。封闭注射治疗后避免剧烈运动。

十三、跟骨滑囊炎封闭注射疗法

(一)应用解剖

跟骨滑囊炎是指跟骨滑囊的急性或慢性炎症。滑囊是结缔组织中的囊状间隙,是由内皮细胞组成的封闭性囊,内壁为滑膜,有少许滑液。跟骨周围有三个滑囊:一个位于皮肤与跟腱之间,称跟腱后滑囊;一个位于跟腱与跟骨结节后上部分构成的三角形间隙内,称跟骨后滑囊;一个位于跟骨结节下方,称跟下滑囊。

(二)病因病机

跟骨结构异常突出的部位,可在长期、持续、集中和力量稍大的摩擦和压迫下发生跟骨滑囊炎。在慢性损伤的基础上,滑囊可因直接暴力性损伤而发生炎症加重、小血管破裂,滑液呈血性。关节过度屈伸、外展、外旋等也可引起滑囊劳损、滑囊增厚。

鞋后帮过硬、过紧,活动量过多是造成跟腱后滑囊炎的直接原因;Haglund 畸形等可造成跟骨后滑囊炎;站立行走、运动量大是造成跟下滑囊炎的直接原因。

(三)诊断要点

跟骨滑囊炎的诊断要点如下。

(1)跟腱后滑囊炎:多见于女性患者,跟腱后滑囊炎常发生于跟腱中线或稍偏外侧,正对鞋帮后缘处。急性期可有明显肿胀、疼痛,慢性期皮肤变厚、粗糙,甚至有裂口、感染。

(2)跟骨后滑囊炎:多见于男性患者,跟骨后滑囊炎症较轻时可无明显肿胀,炎症较重时可见跟腱两侧明显肿胀,疼痛不局限,踝关节背屈时疼痛加重。

(3)跟下滑囊炎:大多数患者的跟骨结节下方疼痛、局部压痛明显,活动时疼痛加重。

(四)鉴别诊断

(1)跟骨骨折:患者足跟创伤处疼痛明显,创伤处周围组织受累,可引起皮下出血而造成淤血或血肿。当跟骨发生骨折时,可导致跟骨出现内、外翻畸形,还可使足部原本的足弓支撑结构被破坏,导致足底扁平。影像学检查可见骨折线。

(2)足底筋膜炎:压痛点常位于足底近足跟处,有时压痛较剧烈,且持续存在。晨起时疼痛感明显,运动后加剧。疼痛范围更广,且触摸时通常无肿块。

(3)跟腱炎:跟腱局部明显肿胀,可触及肿大、增粗的跟腱,跟腱局部或跟腱止点处压痛明显。

(五)器具及药物

(1)5 ml 注射器。

(2)曲安奈德或地塞米松 20 mg。

(3)5 ml 利多卡因(2%)等。

(六)注射操作

患者取俯卧位,脚踝置于床边,踝关节适当背屈。根据滑囊的位置,在对应部位周围触摸寻找压痛点,做好标记后,常规消毒皮肤。

(1)跟腱后滑囊炎:手持注射器,在压痛点红肿中心进针,针头与跟腱成45°角刺入滑囊内,回抽无血液后,注射封闭药液。

(2)跟骨后滑囊炎:手持注射器,针头从跟骨结节与跟腱前方的内侧面或外侧面刺入滑囊内,尽量抽吸囊内液体,回抽无血液后,将封闭药液注入囊内。

(3)跟下滑囊炎:手持注射器,在跟骨结节下方标记的最明显压痛点处垂直进针,直达骨面,回抽无血液后,注射封闭药液。

(七)术后处理

嘱患者休息片刻,观察疗效和有无异常情况。

(八)注意事项

滑囊有积液时,通常需要将积液抽吸干净,并送检,以明确诊断。

当诊断为跟腱后滑囊炎或跟骨后滑囊炎时,应排查是否存在跟腱炎;当诊断为跟下滑囊炎时,应排查是否存在足底筋膜炎。

十四、跗骨窦综合征封闭注射疗法

(一)应用解剖

距下关节由距骨体全部、距骨颈部及跟骨前 2/3 构成,位于跟骨稍前方。跟骨上方有三个关节面,即前距、中距、后距关节面,分别与距骨的前跟、中跟、后跟关节面形成关节,组成前、中、后距下关节。在中、后距关节面之间,由距骨、跟骨两骨相接面的距骨沟与跟骨沟形成一条向外开口的漏斗形隧道,称为跗骨窦。跗骨窦内侧为漏斗形的跗骨窦管,跗骨窦管的后方紧接载距突。跗骨窦内的主要结构包括脂肪垫、小血管、关节囊、神经末梢、滑囊和韧带(距跟骨间韧带、颈韧带等)。颈韧带位于跗骨窦外口稍后方,表面有深筋膜附着,封闭跗骨窦外口,在骨间韧带中间,起于跟骨前内侧颈结节,止于距骨颈,连接距骨和跟骨。颈韧带可限制距骨向前和向内移位,防止足过度内翻,是距下韧带中最强壮的韧带。

当踝关节内翻扭伤、距下关节紊乱时,可损伤跗骨窦内软组织和神经、血管,引起外踝前下方不适、压痛等症状。1957 年,O'Connor 首次将其称为跗骨窦综合征。目前尚无确切的诊断标准,主要依靠病史、影像学检查和关节镜检查进行排他性诊断,容易漏诊和误诊。关于跗骨窦综合征的疗法有口服非甾体抗炎药、封闭注射疗法、针刀疗法、手术等。有人建议将封闭注射疗法作为跗骨窦综合征的首选疗法。有文献报道封闭注射疗法、针刀疗法对跗骨窦炎具有较好的疗效。

(二)病因病机

跗骨窦综合征的发病机制尚不明确,目前主要有窦间韧带损伤机制和跗骨窦内压力升高机制两种假说。

(1)窦间韧带损伤机制:窦间韧带位于距骨与跟骨之间,并居于小腿延长线上,身体重量自小腿经距骨滑车及滑车下方关节面传导至跟骨,因此距跟骨间韧带承受强大应力,极易受到牵拉和发生扭伤。当踝关节内翻扭伤时,颈韧带被牵拉,可使跗骨窦口相对增大,距下关节内脂肪垫、滑膜等软组织发生嵌顿、瘢痕化或挛缩,从而引起疼痛。

(2)跗骨窦内压力升高机制:踝关节内翻扭伤时,窦内脂肪垫和滑膜组织等受到外力挤压,并发生无菌性炎症,导致异常增生、肥厚、渗出,局部组织粘连引起跗骨窦内压力升高,窦内软组织镜检可见纤维组织高度透明变性;血管损伤后出血,尤其是静脉壁及其周围软组织创伤后纤维化,使窦内血流进出失衡,局部淤血,血肿机化,引起跗骨窦内压力升高。

(三)诊断要点

跗骨窦综合征的诊断要点如下。

(1)外伤史:踝关节内翻扭伤 4 周以上,常合并踝关节外侧副韧带损伤,尤其是跟腓韧带损伤。

(2)有外踝前下方疼痛及深压痛,或伴足底痛,足外侧部持续疼痛,足后跟部稳定性较差。

(3)跗骨窦区疼痛:足旋后或内收时疼痛加重,跗骨窦区有锐性压痛。踝关节做被动内翻或旋后检查时,跗骨窦区疼痛。

(4)抽屉试验和足内翻试验:跗骨窦区疼痛,试验阳性。无踝关节不稳定。

(5)神经症状:病变组织可引起自主神经功能紊乱,患者常有小腿发凉或发软,足趾足底发麻。

(四)鉴别诊断

距下关节损伤:X 线片或 MRI 片有距下关节软骨损伤征象。

(五)器具及药物

(1)5 ml 注射器。

(2)曲安奈德或地塞米松 20 mg。

(3)5 ml 利多卡因(2%)等。

(六)注射操作

(1)患者取仰卧位或者俯卧位,双腿自然伸直,脚踝置于床边。

(2)在脚踝附近触摸寻找跟骨骰关节面外上顶点,做好标记,常规消毒皮肤。

(3)手持注射器以该骨性标志为进针点,斜向后内 45°缓慢进针,进针约 2.5 cm 时,即可刺入跗骨窦内,回抽无血液后,注入药液。

(七)术后处理

嘱患者休息片刻,观察疗效和有无异常情况。

(八)注意事项

当封闭注射治疗效果不明显时,症状严重的患者可考虑在关节镜下清除炎性组织。距下关节损伤严重时可考虑行距下关节融合术。

十五、跗骨间关节注射术

(一)应用解剖

跗骨间关节有距跟关节、距跟舟关节、跟骰关节、跗横关节和楔舟关节等。

（1）距跟关节：由距骨下面的后跟关节面与跟骨的后距关节面构成，故又称距下关节，属微动关节。关节囊薄而松弛，有一些强韧的韧带连结距骨、跟骨。

（2）距跟舟关节：关节头为距骨头，关节窝由舟骨后方的距骨关节面及跟骨上面的前距、中距关节面构成，近似于球窝关节，但仅能微动。距跟舟关节周围的韧带有距跟骨间韧带、跟舟跖侧韧带及分歧韧带等，其中以跟舟跖侧韧带最为重要，此韧带短而宽，坚强有力，起自跟骨载距突前缘，止于舟骨的下面和内侧面。内侧缘移行为三角形韧带，外侧缘与分歧韧带前缘愈合，上面有三角形纤维软骨板所构成的关节面，组成距跟舟关节窝的一部分。跟舟跖侧韧带对距骨头有支持作用，是维持足弓的重要结构。

（3）跟骰关节：由跟骨的骰骨关节面与骰骨的后关节面构成，属微动关节。关节周围有一些韧带加强，其中重要的韧带有足底长韧带（起自跟骨跖面的后部，向前止于骰骨跖面及第2～4跖骨底，对维持外侧纵弓有重要作用）及跟骰跖侧韧带（起自跟骨跖面前份，止于骰骨跖面的后份，亦有维持足底外侧纵弓的作用）。

（4）跗横关节：或称 Chopart 关节，由跟骰关节、距跟舟关节联合构成，关节线呈"S"形弯曲横过跗骨群的中间，内侧部凸向前方，外侧部凸向后方。跟骰关节、距跟舟关节为独立关节，关节腔互不相通。两关节间有分歧韧带，起于跟骨背面，向前分为两束，一束止于舟骨，一束止于骰骨，临床上沿跗横关节线进行截肢手术时，必须切断此韧带。

距骨在足关节中发挥骨性关节盘的作用，即在上关节腔活动时，主要表现为足的跖屈和背屈运动，在下关节腔（距骨与跟骨、舟骨之间）活动时，通过跟骨后面和距骨颈上面中点连线的轴线（由后向前上方的斜线），跟骨、舟骨连同其他足骨对距骨转动。足内侧缘上提，跖面转向内侧时，称为内翻，反之，足外侧缘提起，足跖面转向外侧时，称为外翻。一般情况下，足跖屈时常伴有内翻，足背屈时则常伴有外翻。

（二）病因病机

跗骨间有多个关节，每个关节都有自己的滑囊。长期、持续、集中和力量稍大的摩擦和压迫是产生滑囊炎的主要原因。在慢性损伤的基础上，滑囊可因直接暴力性损伤而使炎症加剧、小血管破裂、滑液呈血性。关节过度屈伸、外展、外旋等可使滑囊劳损、滑囊增厚。

（三）诊断要点

跗骨间滑囊炎的诊断要点如下。

（1）疼痛：表现为跗骨周围局部疼痛，足背痛多见，活动后疼痛加重，并且局部压痛明显，合并感染时则会出现炎性肿痛。

（2）活动受限：跗骨属于足部骨骼，对人体活动起一定作用，当其出现病变时，可伴活动受限。

（四）鉴别诊断

（1）跗骨骨折：跗骨骨折患者通常会出现局部肿胀、疼痛、活动受限、畸形、骨擦音等症状，影像学检查可见骨折线。

（2）痛风：突发一个或多个关节重度疼痛，常于夜间突然起病，关节红肿，皮温升高，关节表面皮肤红紫、紧张、发亮；急性发作者多于2周内自行缓解，红肿消退后受累关节处皮肤脱屑；可伴高尿酸血症；因为肿块处常有尿酸盐结晶形成，可触及较硬肿块，严重者可有皮肤破溃。

（五）器具及药物

（1）5 ml、30 ml 注射器。

（2）曲安奈德或地塞米松 20 mg。

（3）20 ml 普鲁卡因/利多卡因（0.25%）等。

（六）注射操作

（1）患者取仰卧位，双腿自然伸直，双脚位于中立位。

（2）在脚背附近触摸寻找压痛点，做好标记，常规消毒皮肤。

（3）手持注射器以标记处为进针点，缓慢进针刺入关节间隙，回抽无血液后，注入药液。

（七）术后处理

嘱患者休息片刻，观察疗效和有无异常情况。

（八）注意事项

患者疼痛消失前尽量避免过度负重活动，尤其减少足背的背屈运动。

十六、跖腱膜炎封闭注射疗法

（一）应用解剖

足底筋膜可分为浅、深二层。浅层又分为内侧部、中间部、外侧部三部分。内侧部较薄，覆盖于小趾展肌和趾短屈肌表面；中间部最厚，称为足底腱膜；外侧部稍厚，覆盖于小趾侧肌肉的表面。深层为骨间跖侧筋膜。跖腱膜也可称为跖筋膜，系足底深筋膜中央腱性增厚部分，起于跟骨结节内侧突，对维持足弓有重要作用。跖腱膜分为中间部和内侧部、外侧部三部分，各部间存在间隙。中间部起自跟骨内侧结节面，分为 5 支，分别与屈趾肌纤维鞘及跖趾关节的侧面相融合，中间部是维持足纵弓的重要结构，内侧部亦起于跟骨结节内侧，止于踇趾第 1 节趾骨基底；外侧部起于跟骨内侧或外侧结节，止于第 5 跖骨结节。

（二）病因病机

跖腱膜炎主要由肥胖、穿鞋不合适、慢性劳损、退行性变、跟骨内侧骨赘过大或骨赘骨折、无菌性炎症、内分泌紊乱（闭经）等引起。在节律性应力的反复作用（如长跑、跳跃运动、越野、越障、正步训练，长期持续站立等）下，足底前部负重增加，当跖腱膜承受了超过其生理限度的作用力时，这种反复长期的超负荷将诱发炎症，引起退行性变、纤维化，导致跖腱膜炎。随着时间的迁移，跖腱膜挛缩，引起跟骨附着处持续性牵拉损伤，引起附着处钙盐沉积和骨化而形成骨刺。此外，急性跖腱膜炎患者多有外伤史，如行走时足部突然踩到硬物或下楼时不小心足跟着地过猛造成急性损伤。

（三）诊断要点

（1）晨起或长时间休息后开始站立行走时足跟内侧疼痛，逐渐出现足底及足心的疼痛。

（2）以拇指用力触压跟骨结节前侧，常可触及明显压痛点，行走或站立过久时疼痛明显加重。

（3）病情严重时，患者可有整个跖腱膜压痛，以跟骨结节内侧处明显，足趾、踝关节在被动背伸时疼痛更明显，压痛点常有酸困感，有时疼痛可沿足底筋膜向趾部放射，出现跛行，患者甚至不敢行走。

(4)X线片常见跟骨内侧存在骨赘。

(四)鉴别诊断

第1骶椎椎间盘突出:第1骶椎椎间盘突出患者可有牵涉痛,足部疼痛,影像学检查可见骶椎椎间盘突出,椎旁叩击痛。

(五)器具及药物

(1)5 ml 注射器。

(2)曲安奈德或地塞米松 20 mg。

(3)10 ml 利多卡因(2%)等。

(六)注射操作

(1)患者取仰卧位,双腿自然伸直,脚踝置于床边,足背伸直。

(2)在足跟内侧和底部附近触摸寻找压痛点,做好标记,常规消毒皮肤。

(3)手持注射器于足跟远端垂直进针,然后针体成 45°朝跟骨结节方向进针,直达跟骨结节的跖腱膜附着处,回抽无血液后,缓慢注入药液。

(七)术后处理

嘱患者休息片刻,观察疗效和有无异常情况。可用小球在患者足底进行滚动按摩,起辅助治疗作用。

(八)注意事项

封闭注射治疗时疼痛非常明显,应提前告知患者。

(廖立青　杨　晗　乔山旭　李俊桦　韦俊丹　谢海亮　詹鹏亮　侯金鑫　贾　若)

彩 图

第二章　头颈肩部侵入性治疗

1. 颞下颌关节注射术

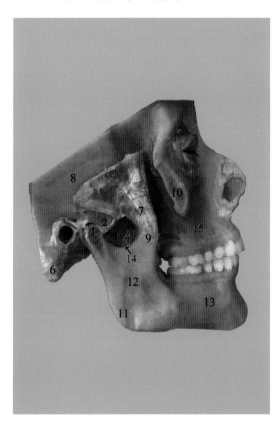

1—下颌头；

2—关节结节；

3—关节盘；

4—翼外肌；

5—外耳道；

6—乳突；

7—颞肌；

8—颧骨；

9—下颌骨冠突；

10—颧弓；

11—下颌角；

12—下颌支；

13—下颌体；

14—下颌切迹；

15—上颌骨

图 2-1-1　颞下颌关节侧面观（防腐标本）

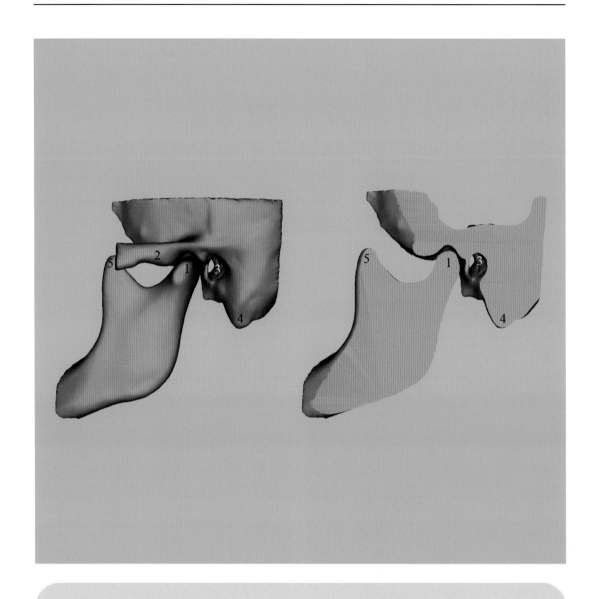

1—下颌骨髁突；2—颧弓；3—外耳道；
4—乳突；5—下颌骨冠突

图 2-1-2 颞下颌关节侧面观(3D 模型)

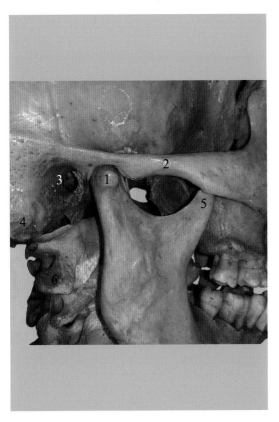

1—下颌骨髁突；

2—颧弓；

3—外耳道；

4—乳突；

5—下颌骨冠突；

6—寰椎横突

图 2-1-3　颞下颌关节侧面观（骨性标本）

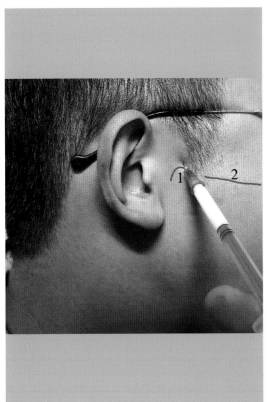

1—下颌骨髁突；

2—颧弓

图 2-1-4　颞下颌关节注射操作图示

2. 茎乳孔注射术

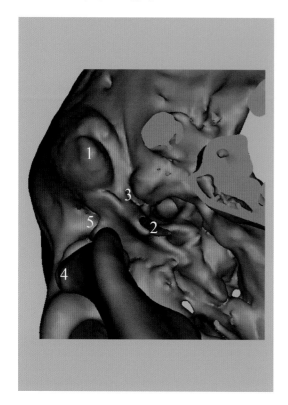

1—乳突；

2—茎突；

3—茎乳孔；

4—下颌骨髁突；

5—外耳道

图 2-2-1　左侧颅底下面观(3D 模型)

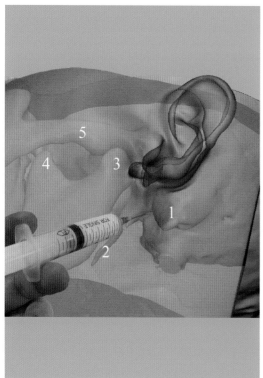

1—乳突；

2—茎突；

3—下颌骨髁突；

4—下颌骨冠突；

5—颧弓

图 2-2-2　茎乳孔注射操作 3D 模拟
**　　　　　图示**

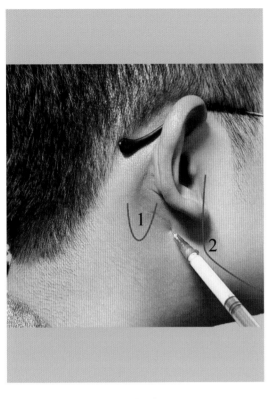

1—乳突；
2—下颌骨

图 2-2-3　茎乳孔注射操作图示

3. 三叉神经注射术

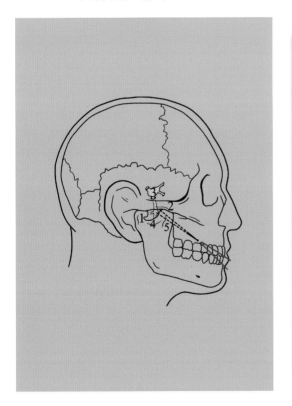

1—下颌骨髁突；
2—颧弓；
3—三叉神经节；
4—下颌切迹；
5—下颌骨冠突

图 2-3-1　三叉神经注射操作图示

4. 枕神经注射术

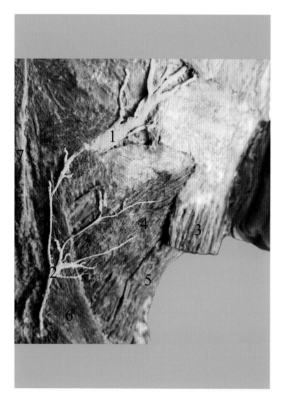

1—枕大神经；

2—枕小神经；

3—胸锁乳突肌；

4—头夹肌；

5—颈夹肌；

6—斜方肌；

7—项韧带

图 2-4-1　枕神经后面观（防腐标本）

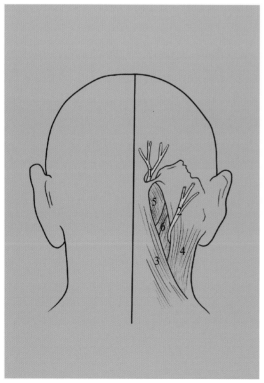

1—枕大神经；

2—枕小神经；

3—斜方肌；

4—胸锁乳突肌；

5—头半棘肌；

6—头夹肌、颈夹肌

图 2-4-2　枕神经后面观图示

5. 颈椎小关节注射术

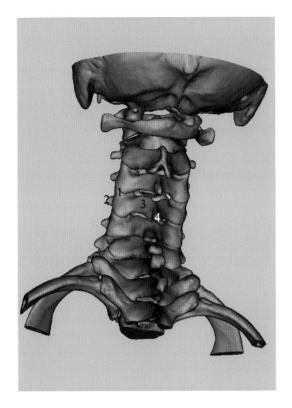

1—关节突关节；

2—横突；

3—椎板；

4—棘突

图 2-5-1　颈椎后面观(3D 模型)

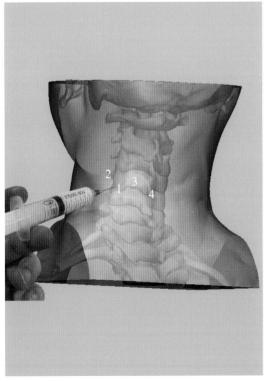

1—关节突关节；

2—横突；

3—椎板；

4—棘突

**图 2-5-2　颈椎小关节注射 3D 模拟
　　　　　图示**

6. 斜角肌间隙注射术

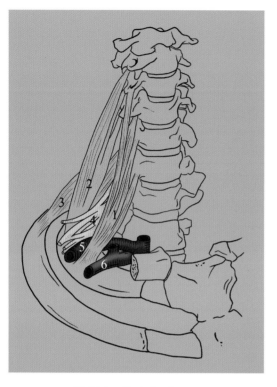

1—前斜角肌；

2—中斜角肌；

3—后斜角肌；

4—臂丛；

5—锁骨下动脉；

6—锁骨下静脉

图 2-6-1　斜角肌间隙前面观图示

7. 星状神经节注射术

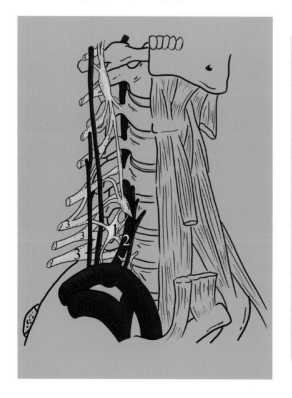

1—星状神经节；

2—椎动脉；

3—臂丛神经

图 2-7-1　星状神经节前面观图示

8. 颈丛注射术

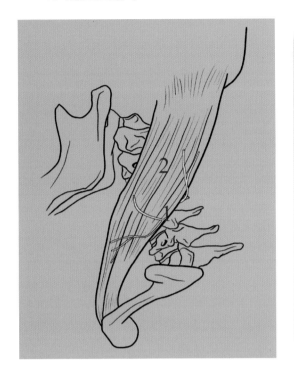

1—颈丛；
2—胸锁乳突肌

图 2-8-1　颈丛侧面观图示

9. 膈神经注射术

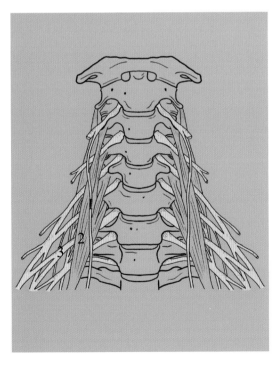

1—膈神经；
2—前斜角肌；
3—臂丛

图 2-9-1　膈神经前面观图示

（杨　晗　乔山旭　刘健华　李俊桦　赵冰洋　薛　凡　谢思远　许日明　黄　健）

第三章　胸部侵入性治疗

1. 胸锁关节注射术

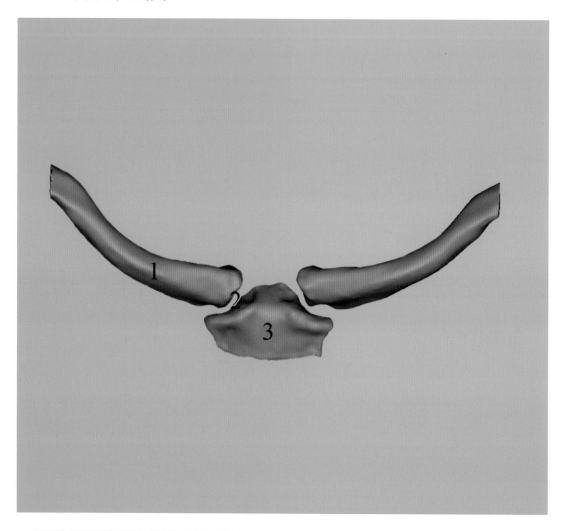

1—锁骨；2—胸锁关节；3—胸骨柄

图 3-1-1　胸锁关节前面观（3D 模型）

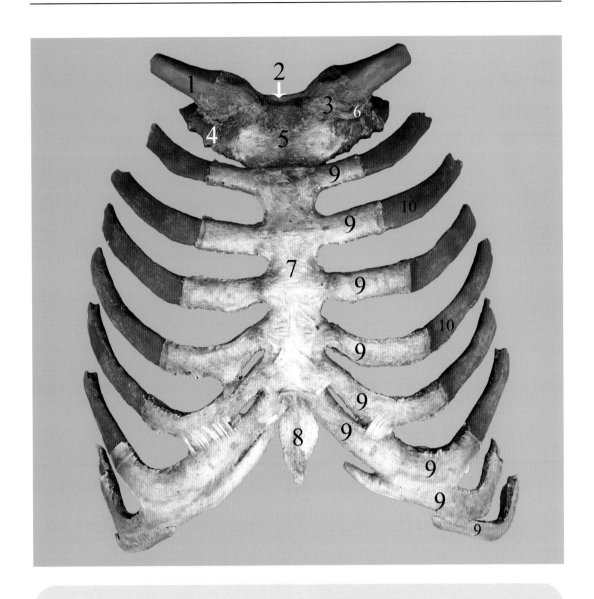

1—锁骨；2—锁间韧带；3—胸锁前韧带；4—第 1 肋；
5—胸骨柄；6—肋锁韧带；7—胸骨体；8—剑突；
9—肋软骨；10—肋骨

图 3-1-2　胸锁关节前面观（防腐标本）

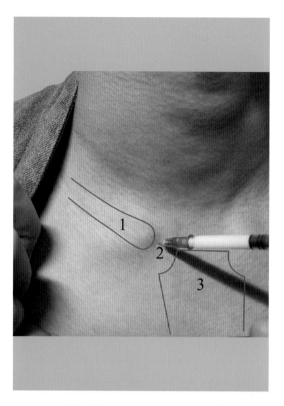

1—锁骨；
2—胸锁关节；
3—胸骨柄

图 3-1-3　胸锁关节注射操作图示

2. 肋间神经注射术

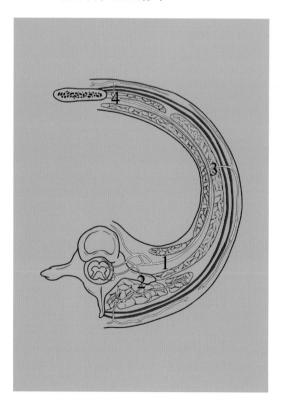

1—肋间神经（前支）；
2—肋间神经（后支）；
3—外侧皮支；
4—前皮支

图 3-2-1　肋间神经上面观图示

3. 肋软骨注射术

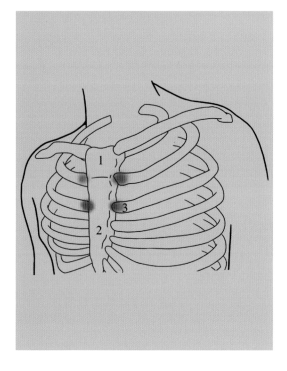

1—胸骨柄；
2—胸骨体；
3—肋软骨

图 3-3-1　肋软骨前面观图示

4. 胸神经根注射术

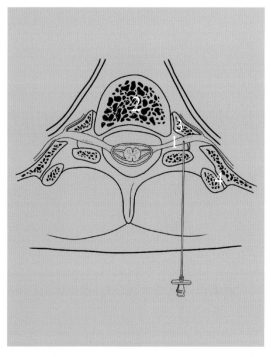

1—脊神经；
2—胸椎椎体；
3—肋头关节；
4—肋横突关节

图 3-4-1　胸神经根注射操作图示

（陈美雄　李晋玉　李　盈　刘　丹　周　理　林业武　陈　昭　连纪伟　蒙　蒙）

第四章　上肢侵入性治疗

1. 肩峰下滑囊注射术

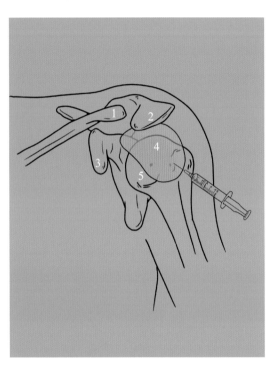

1—锁骨；

2—肩峰；

3—喙突；

4—肩峰下滑囊；

5—肱骨头

图 4-1-1　肩峰下滑囊前面观图示

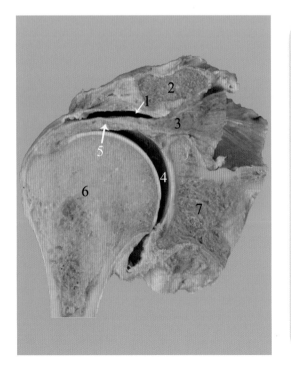

1—肩峰下滑囊；

2—锁骨；

3—冈上肌；

4—肩关节腔；

5—冈上肌腱；

6—肱骨头；

7—肩胛骨颈部

图 4-1-2　肩关节冠状面(防腐标本)

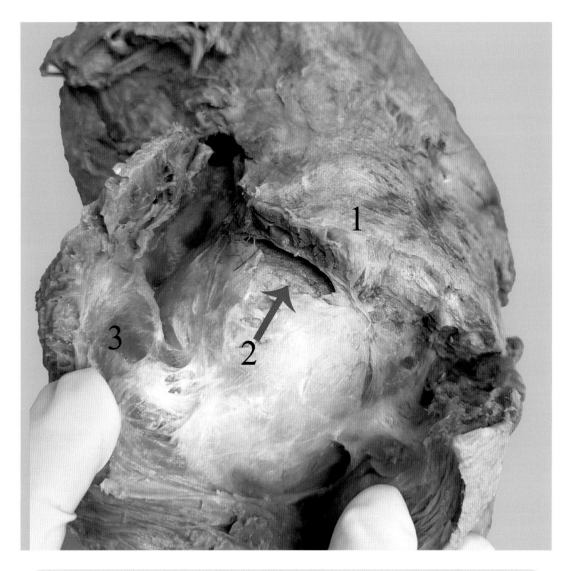

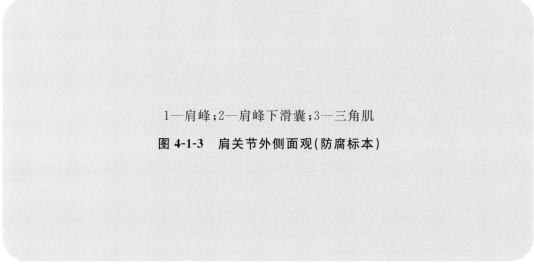

1—肩峰;2—肩峰下滑囊;3—三角肌

图 4-1-3　肩关节外侧面观(防腐标本)

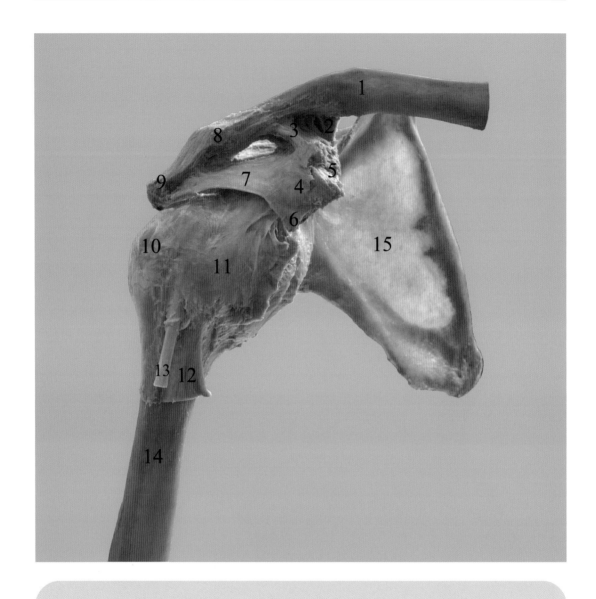

1—锁骨;2—锥状韧带;3—斜方韧带;4—喙突;5—胸小肌;
6—肱二头肌短头和喙肱肌;7—喙肩韧带;8—肩锁关节;9—肩峰;
10—肱骨大结节;11—肱骨小结节;12—背阔肌;13—肱二头肌腱;
14—肱骨;15—肩胛骨

图 4-1-4　肩关节前外侧面观(防腐标本)

2．冈上肌腱注射术

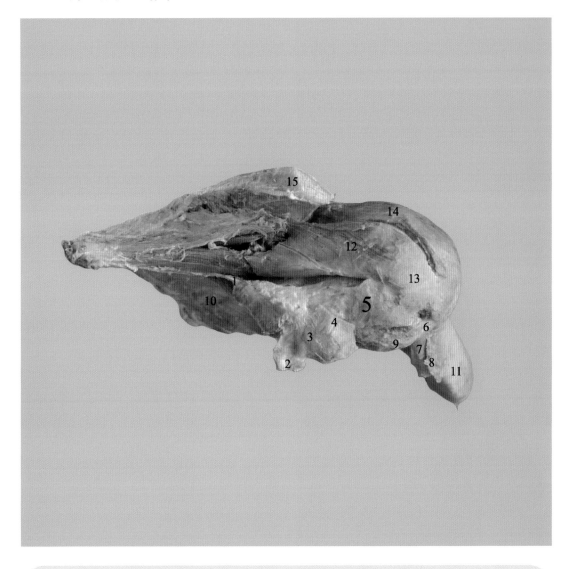

1—肩胛上横韧带；2—胸小肌腱；3—喙突；4—喙肩韧带；
5—喙肱韧带；6—肱骨横韧带；7—肱二头肌腱；8—胸大肌腱；
9—肱骨小结节；10—肩胛下肌；11—肱骨；12—冈上肌；
13—肱骨大结节；14—冈下肌；15—肩胛冈

图 4-2-1　肩关节上面观（防腐标本）

3. 肩锁关节注射术

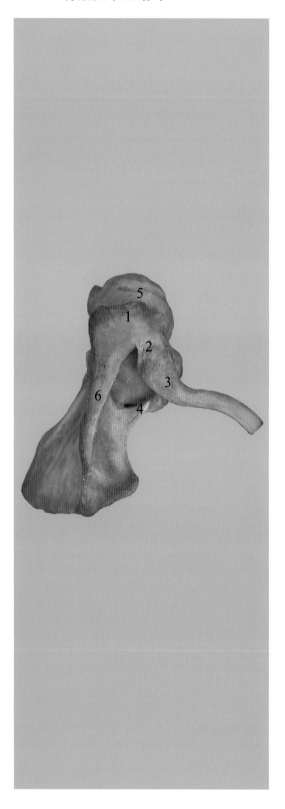

1—肩峰；

2—肩锁关节；

3—锁骨；

4—肩胛上横韧带；

5—肱骨大结节；

6—肩胛冈

图 4-3-1　肩锁关节上面观(防腐标本)

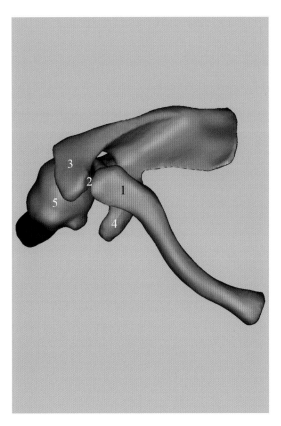

1—锁骨；

2—肩锁关节；

3—肩峰；

4—喙突；

5—肱骨头

图 4-3-2　肩锁关节上面观(3D 模型)

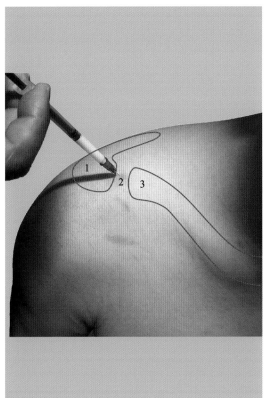

1—肩峰；

2—肩锁关节；

3—锁骨

图 4-3-3　肩锁关节注射操作图示(一)

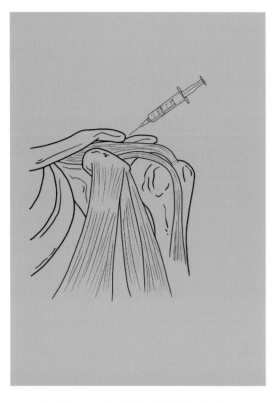

图 4-3-4　肩锁关节注射操作图示(二)

4. 肱二头肌长头腱鞘注射术

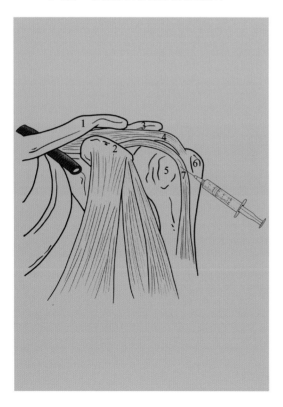

1—锁骨；

2—喙突；

3—肩峰；

4—冈上肌；

5—肱骨小结节；

6—肱骨大结节；

7—肱二头肌腱

图 4-4-1　肱二头肌长头腱前面观
　　　　　图示

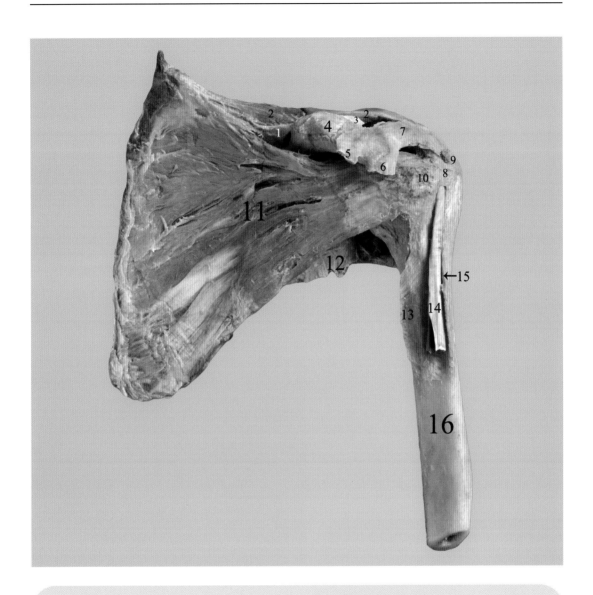

1—肩胛上横韧带;2—冈上肌;3—喙肩韧带;4—喙突;5—胸小肌腱;
6—肱二头肌腱和喙肱肌腱;7—喙肱韧带;8—肱骨横韧带;
9—肱骨大结节;10—肱骨小结节;11—肩胛下肌;12—肱三头肌长头腱;
13—背阔肌腱;14—肱二头肌腱;15—胸大肌腱;16—肱骨

图 4-4-2 肩关节前面观(防腐标本)

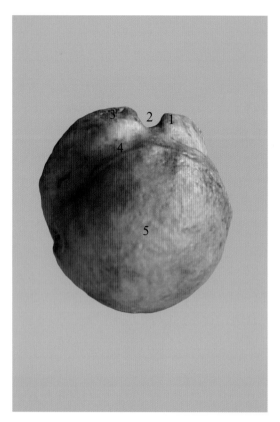

1—肱骨小结节；
2—结节间沟；
3—肱骨大结节；
4—肱骨解剖颈；
5—肱骨头

图 4-4-3　肱骨头上面观（骨性标本）

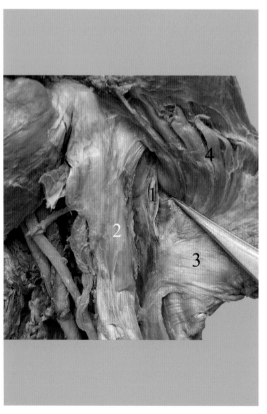

1—肱二头肌腱；
2—喙肱肌、肱二头肌短头；
3—胸大肌腱；
4—三角肌

图 4-4-4　肱二头肌腱前面观（防腐标本）

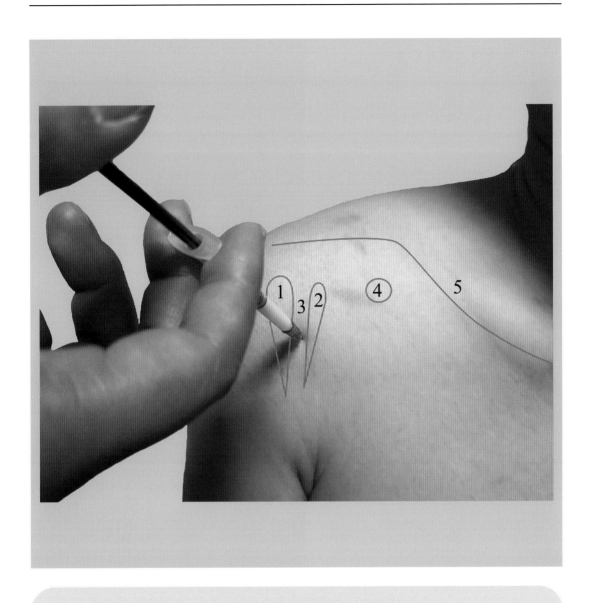

1—肱骨大结节;2—肱骨小结节;
3—肱二头肌长头腱;4—喙突;5—锁骨

图 4-4-5 肱二头肌长头腱鞘注射操作图示

5. 肱骨外上髁注射术

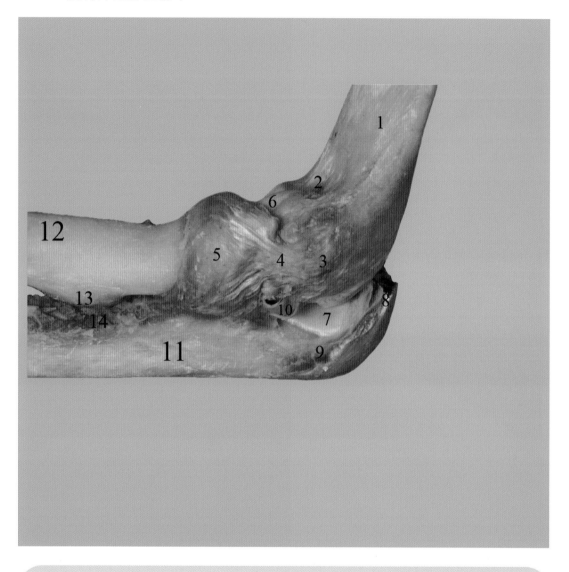

1—肱骨；2—冠突窝；3—肱骨外上髁；4—桡侧副韧带；5—环状韧带；
6—肱骨小头；7—滑车切迹；8—肱三头肌腱；9—尺骨鹰嘴；10—关节囊；
11—尺骨；12—桡骨；13—桡骨粗隆；14—旋后肌

图 4-5-1　肘关节外侧面观（防腐标本）

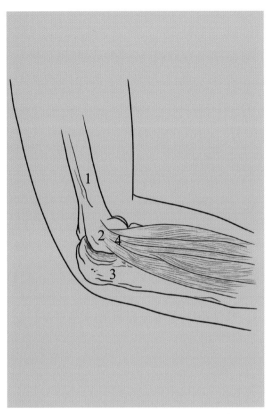

1—肱骨；
2—肱骨外上髁；
3—尺骨；
4—伸肌总腱

图 4-5-2　肱骨外上髁外侧面观图示

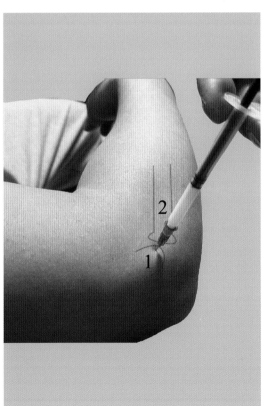

1—肱骨外上髁；
2—桡骨

图 4-5-3　肱骨外上髁注射操作图示

6. 鹰嘴滑囊注射术

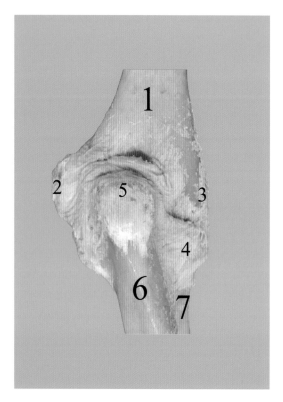

1—肱骨；

2—肱骨内上髁；

3—肱骨外上髁；

4—环状韧带；

5—尺骨鹰嘴；

6—尺骨；

7—桡骨

图 4-6-1 肘关节后面观(防腐标本)

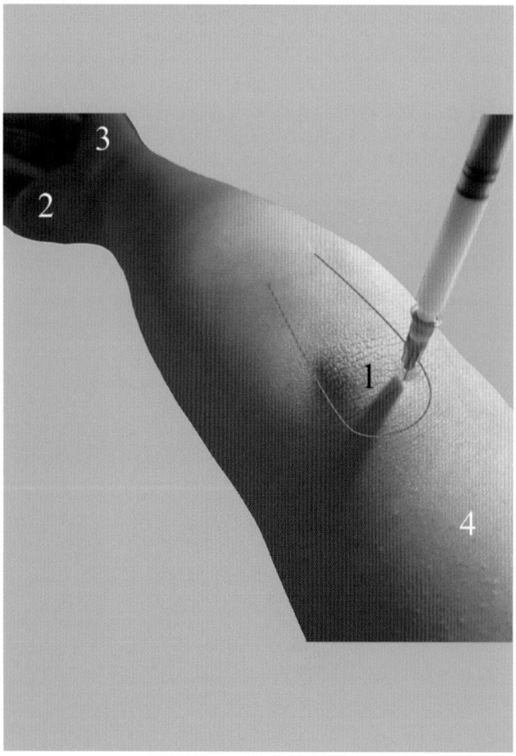

1—尺骨鹰嘴；

2—大鱼际；

3—小鱼际；

4—臂部

图 4-6-2 鹰嘴滑囊注射操作图示

7. 肘管综合征封闭注射疗法

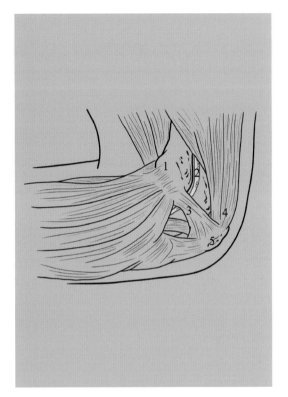

1—肱骨内上髁；

2—尺神经；

3—Osborne 韧带；

4—肱三头肌；

5—尺骨鹰嘴

图 4-7-1　尺神经内侧面观图示

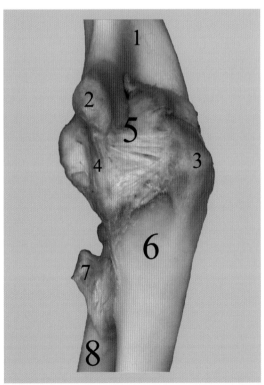

1—肱骨；

2—肱骨内上髁；

3—尺骨鹰嘴；

4—内侧副韧带；

5—尺神经沟；

6—尺骨；

7—肱二头肌腱；

8—桡骨

图 4-7-2　肘关节内后面观（尸体标本）

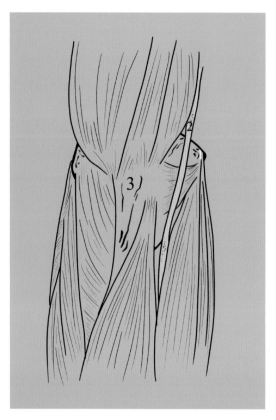

1—肱骨内上髁；
2—尺神经；
3—尺骨鹰嘴

图 4-7-3　尺神经后面观图示

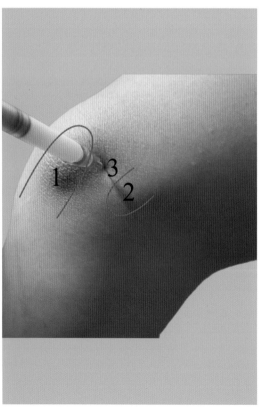

1—尺骨鹰嘴；
2—肱骨内上髁；
3—尺神经沟

**图 4-7-4　肘管综合征封闭注射
　　　　　操作图示**

8. 前臂交叉综合征封闭注射疗法

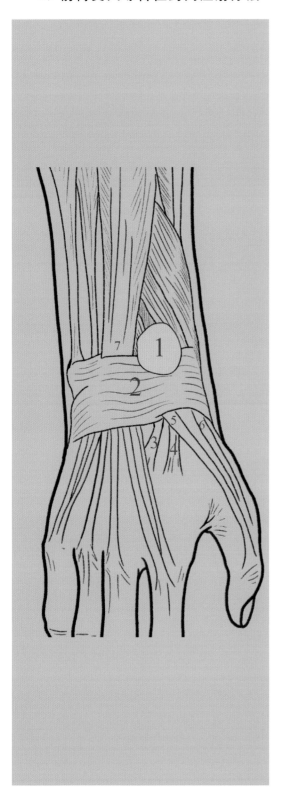

1—滑囊；

2—伸肌支持带；

3—桡侧腕短伸肌腱；

4—桡侧腕长伸肌腱；

5—拇长伸肌腱；

6—拇短伸肌腱；

7—指伸肌腱

图 4-8-1 桡骨茎突腱鞘图示

9. 腕部腱鞘囊肿封闭注射疗法

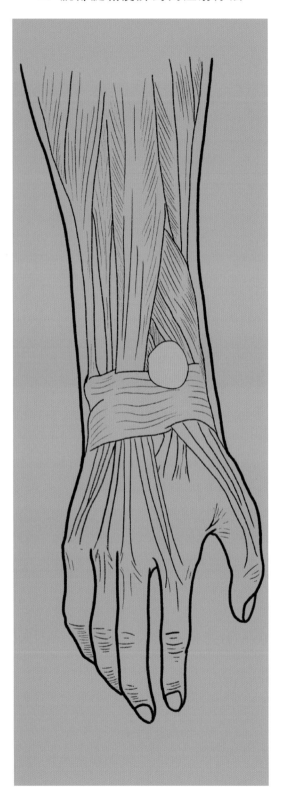

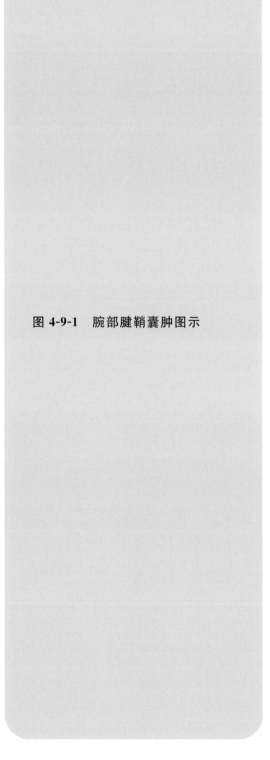

图 4-9-1 腕部腱鞘囊肿图示

10. 桡骨茎突狭窄性腱鞘炎封闭注射疗法

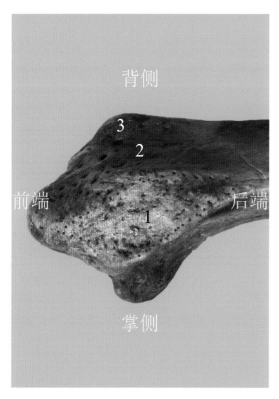

1—桡骨茎突内侧面骨面（拇长展肌和拇短伸肌腱沟）；

2—桡侧腕长、短伸肌腱沟；

3—桡骨背侧结节（Lister 结节）

图 4-10-1 桡骨茎突内侧面观（骨性标本）

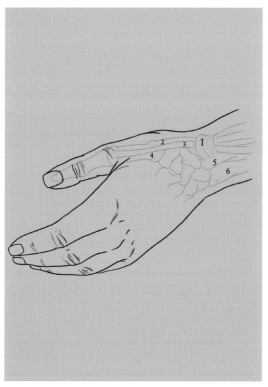

1—桡骨茎突腱鞘；

2—拇长展肌；

3—拇短伸肌；

4—第一掌骨；

5—桡骨；

6—尺骨

图 4-10-2 桡骨茎突腱鞘图示

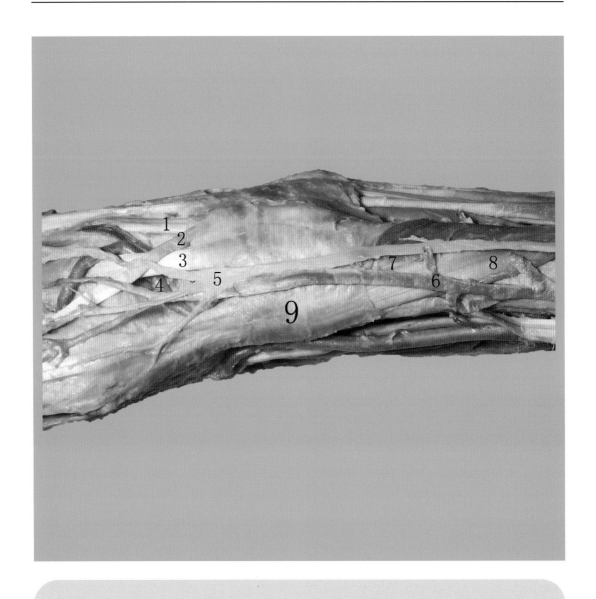

1—桡侧腕短伸肌；2—拇长伸肌；3—桡侧腕长伸肌；4—桡动脉；
5—桡神经浅支；6—头静脉；7—拇短伸肌；8—拇长展肌；9—桡骨茎突腱鞘

图 4-10-3　桡骨茎突腱鞘内侧面观（尸体标本）

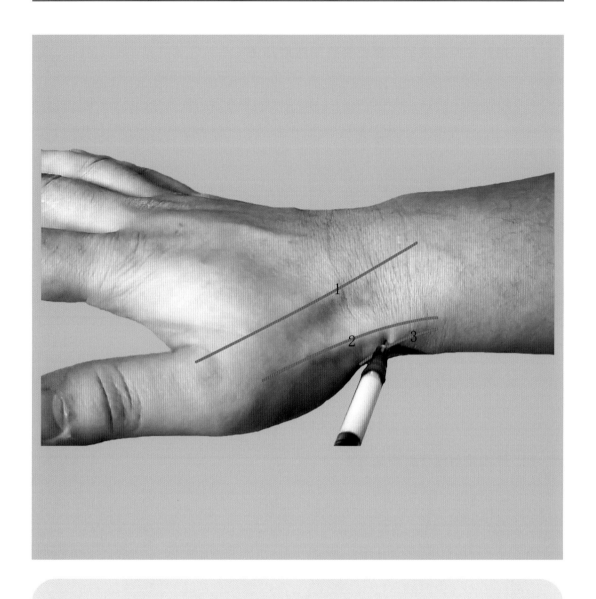

1—拇长伸肌腱;2—拇短伸肌腱;3—拇长展肌腱

图 4-10-4　桡骨茎突狭窄性腱鞘炎封闭注射操作图示

11. 拇长屈肌腱狭窄性腱鞘炎封闭注射疗法

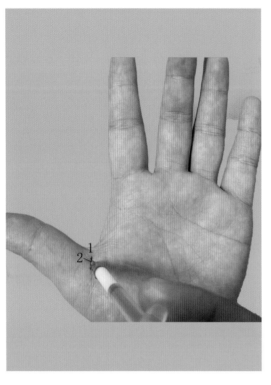

1—拇指近侧横纹；
2—拇长屈肌腱轴线

图 4-11-1 拇长屈肌腱狭窄性腱鞘炎封闭注射操作图示

12. 弹响指封闭注射疗法

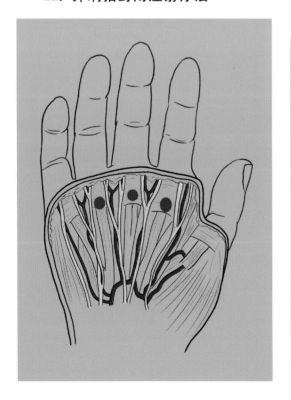

图 4-12-1 弹响指(示指、中指、环指狭窄性腱鞘炎)好发部位图示

13. 腕管综合征封闭注射疗法

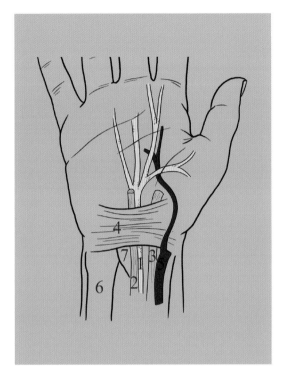

1—正中神经；
2—指浅屈肌腱；
3—拇长屈肌腱；
4—腕横韧带；
5—桡动脉；
6—尺骨；
7—桡骨

图 4-13-1　腕管内容物图示

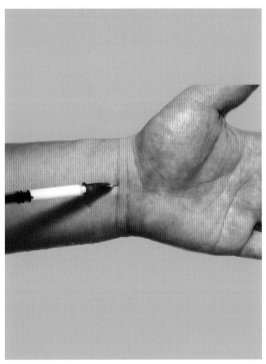

图 4-13-2　腕管综合征封闭注射
操作图示

（廖立青　杨　晗　李俊桦　徐　杰　胡　军　林建镕　吴　鲧　李沁宸　刘中迪　陈　鲲）

第五章 腰骶部侵入性治疗

1. 棘上韧带和棘间韧带损伤封闭注射疗法

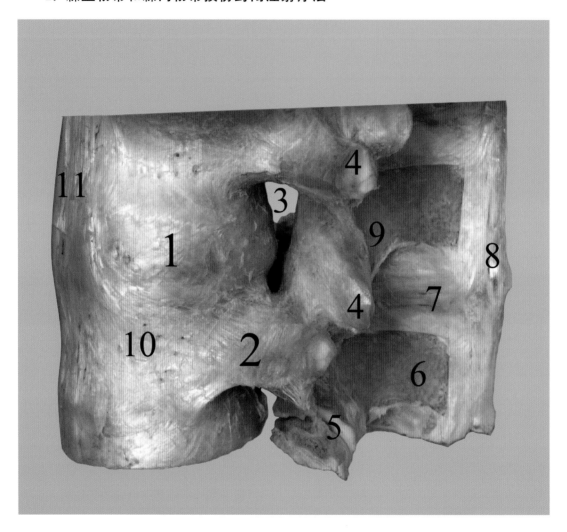

1—椎间盘;2—椎弓根;3—椎间孔;4—横突;5—关节突关节;
6—棘突;7—棘间韧带;8—棘上韧带;9—椎板;10—椎体;11—前纵韧带

图 5-1-1 腰椎侧面观(尸体标本)

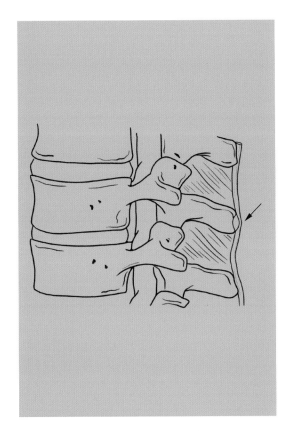

图 5-1-2　棘上韧带下滑囊图示

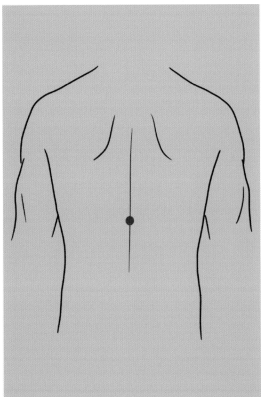

图 5-1-3　棘上韧带和棘间韧带损伤
封闭注射部位图示

2. 夹脊穴注射术

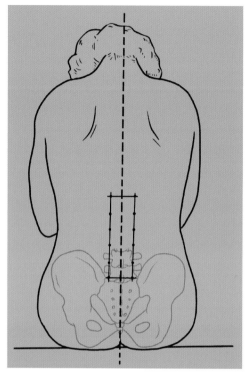

图 5-2-1　夹脊穴注射点(后正中线旁开约 1.5 寸)图示

3. 腰交感神经注射术

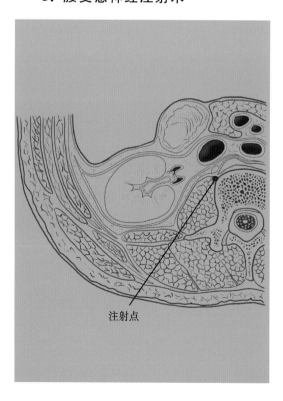

注射点

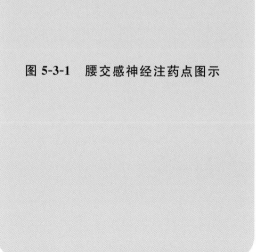

图 5-3-1　腰交感神经注药点图示

4. 脊神经后支注射术

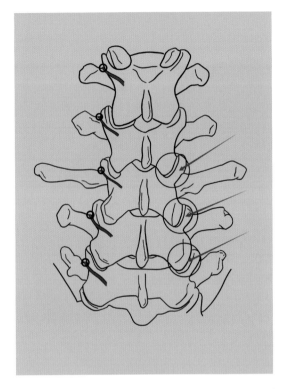

图 5-4-1　脊神经后支注药区图示

5. 第三腰椎横突综合征封闭注射疗法

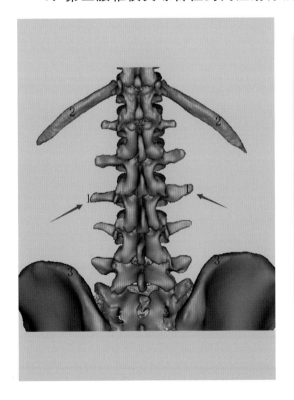

1—第 3 腰椎横突；

2—第 12 肋；

3—髂嵴

图 5-5-1　腰椎后面观（3D 模型）

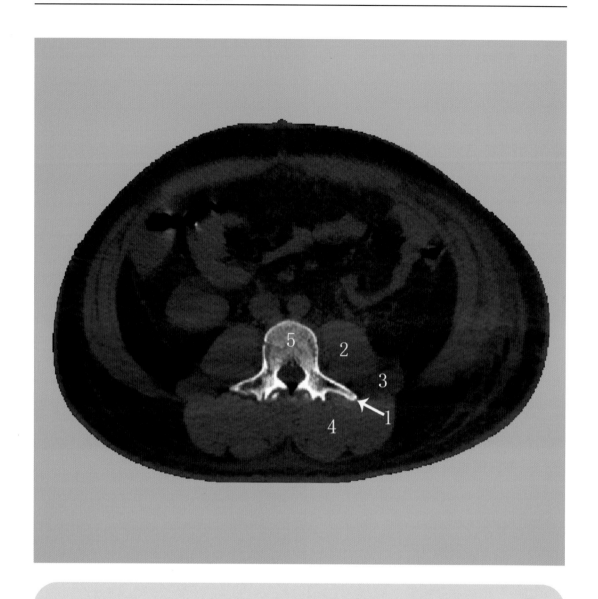

1—第 3 腰椎横突;2—腰大肌;3—腰方肌;
4—竖脊肌;5—第 3 腰椎

图 5-5-2　第 3 腰椎横突横断面图像(CT 片)

6. 硬膜外注射治疗腰椎间盘突出

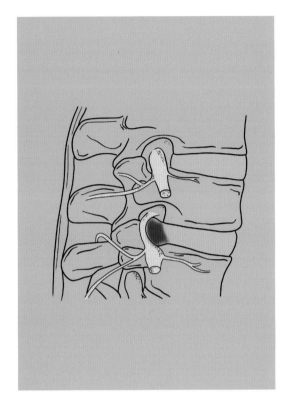

图 5-6-1　腰椎间盘突出图示

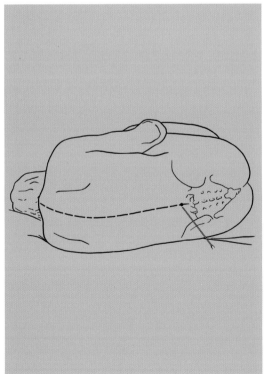

图 5-6-2　硬膜外注射穿刺部位图示

7. 臀上皮神经注射术

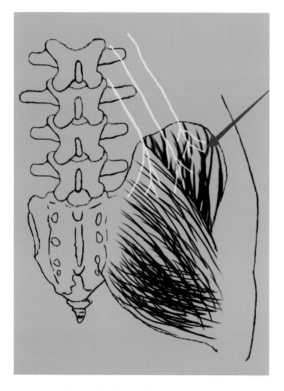

图 5-7-1　臀上皮神经注射操作图示

8. 骶尾关节注射术

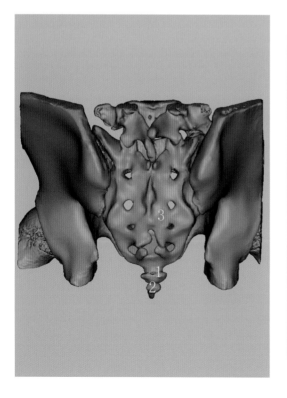

1—骶尾关节；

2—尾骨；

3—骶骨

图 5-8-1　骶尾关节后面观(3D 模型)

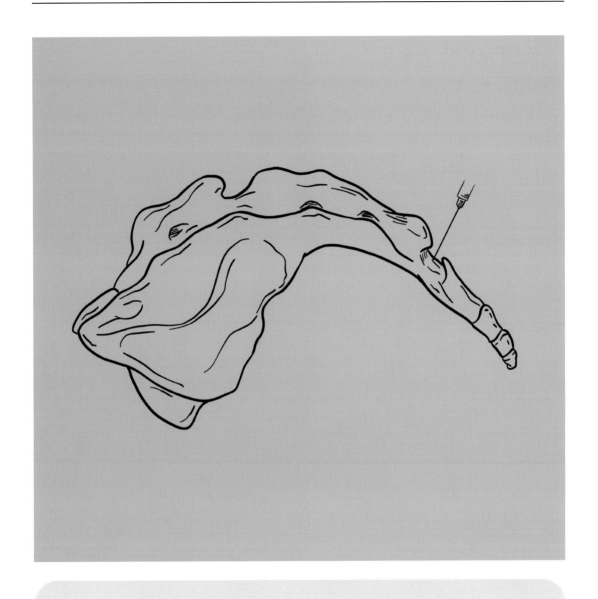

图 5-8-2　骶尾关节注射操作图示

9. 骶管注射术

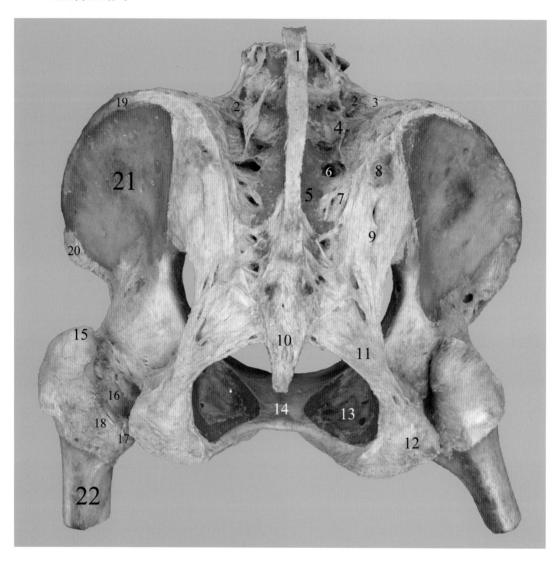

1—棘上韧带；2—第 5 腰椎横突；3—髂腰韧带；4—关节突关节；5—骶骨；
6—骶后孔；7—骶髂后韧带；8—髂后上棘；9—髂后下棘；10—尾骨；
11—骶结节韧带；12—坐骨结节；13—闭孔膜；14—耻骨联合；
15—股骨大转子；16—股骨颈；17—股骨小转子；18—转子间嵴；
19—髂嵴；20—髂前上棘；21—髂骨翼；22—股骨

图 5-9-1　骶骨后面观（尸体标本）

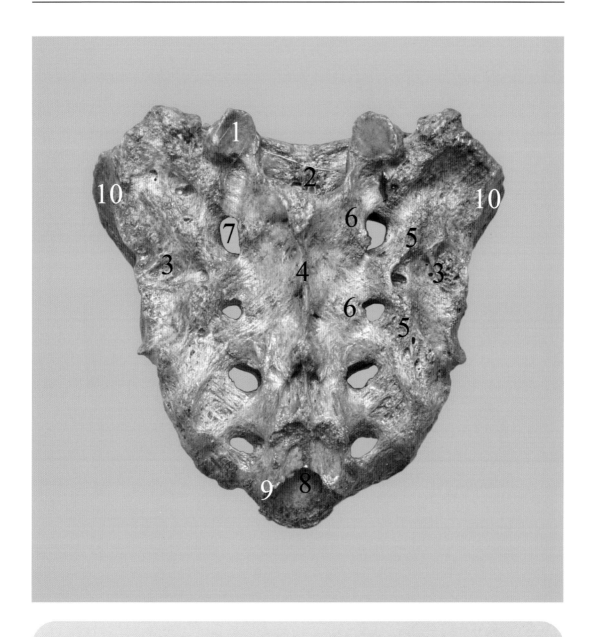

1—上关节突；2—骶管；3—骶粗隆；4—骶正中嵴；5—骶外侧嵴；
6—骶中间嵴；7—骶后孔；8—骶管裂孔；9—骶角；10—耳状面

图 5-9-2　骶骨后面观（骨性标本）

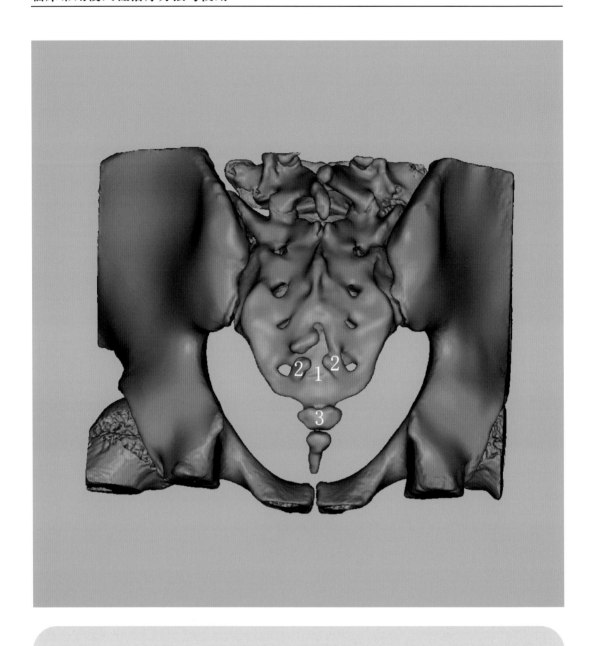

1—骶管裂孔;2—骶角;3—尾骨

图 5-9-3　骶骨后面观(3D 模型)

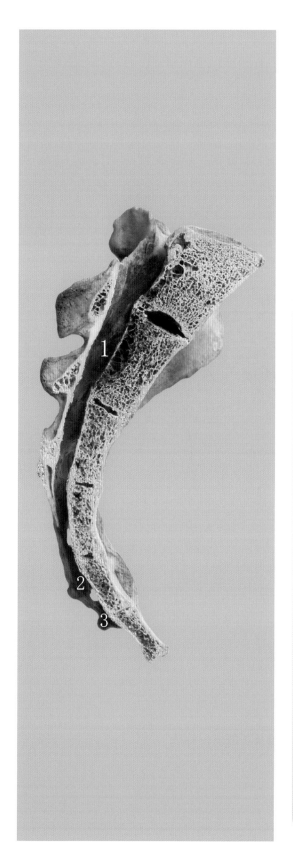

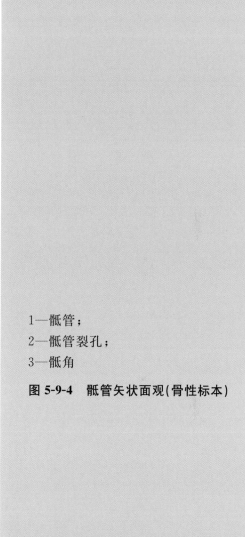

1—骶管；
2—骶管裂孔；
3—骶角

图 5-9-4　骶管矢状面观（骨性标本）

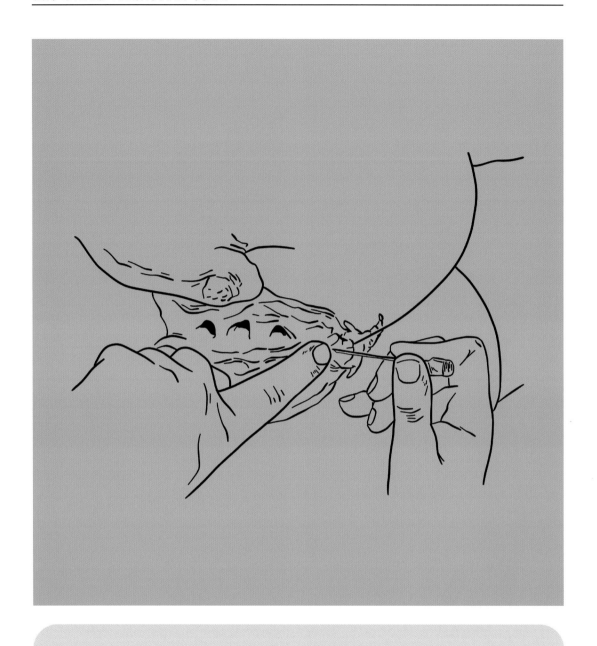

图 5-9-5　骶管注射操作图示（一）

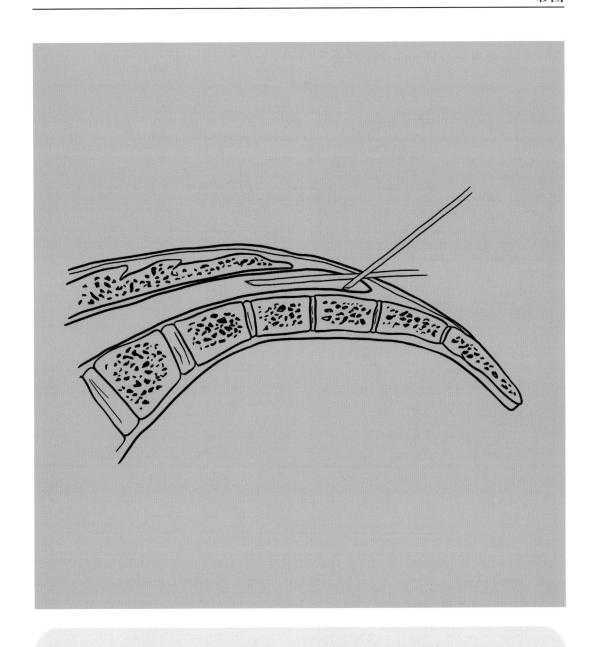

图 5-9-6　骶管注射操作图示(二)

10.梨状肌综合征封闭注射疗法

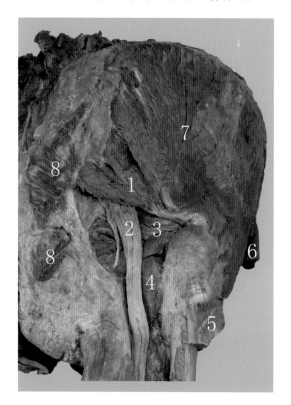

1—梨状肌；
2—坐骨神经；
3—上孖肌、闭孔内肌和下孖肌；
4—股方肌；
5—股外侧肌；
6—阔筋膜张肌；
7—臀中肌；
8—臀大肌

图 5-10-1　梨状肌后面观(尸体标本)

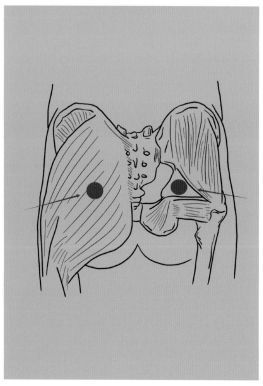

图 5-10-2　梨状肌综合征注射点图示

11. 骶髂关节注射术

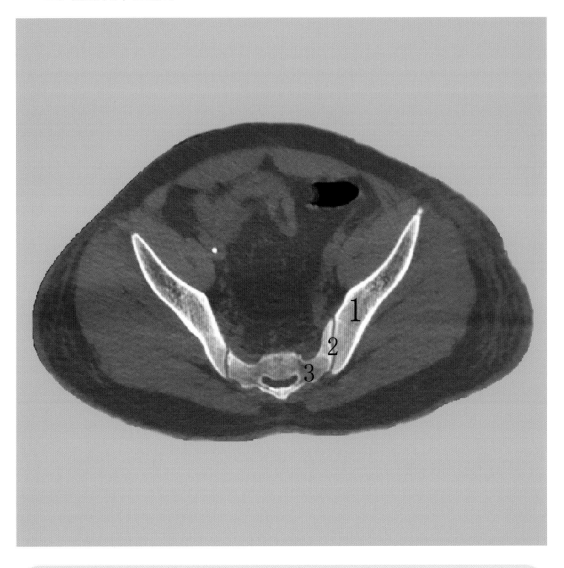

1—髂骨；2—骶髂关节；3—骶骨

图 5-11-1　骶髂关节横断面图像（CT 片）

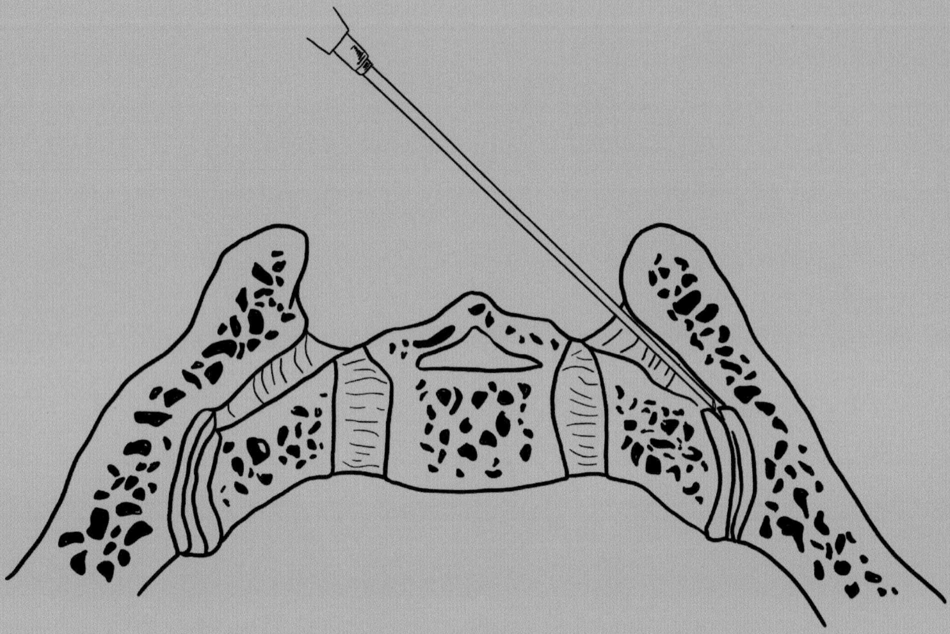

图 5-11-2　骶髂关节注射进针方向和部位图示

（袁仕国　杨　晗　乔山旭　刘　丹　胡冠宇　来　倩　柯雨停　温　肸　徐先觉）

第六章　下肢侵入性治疗

1. 髋关节囊内注射术

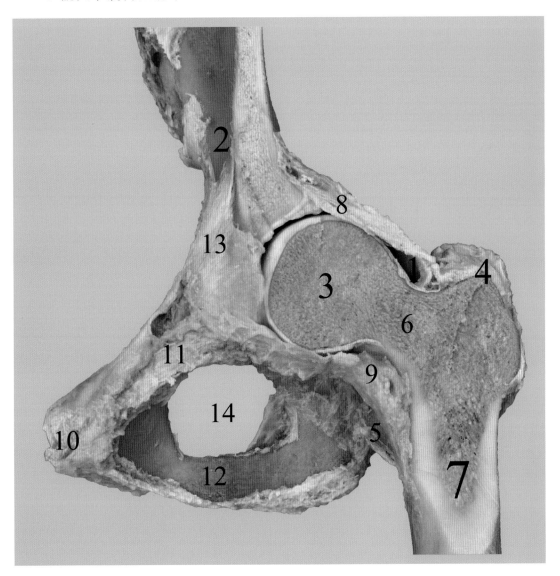

1—髋关节囊;2—髂骨翼(髂窝);3—股骨头;4—股骨大转子;5—股骨小转子;
6—股骨颈;7—股骨;8—髂股韧带;9—耻股韧带;10—耻骨联合;
11—耻骨上支;12—耻骨下支;13—弓状线;14—闭孔

图 6-1-1　髋关节冠状面(尸体标本)

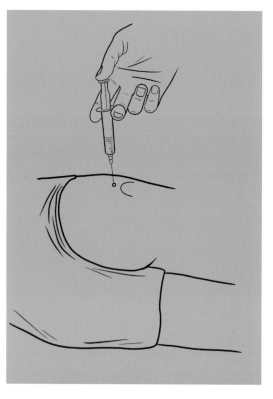

图 6-1-2　髋关节囊内注射操作图示

2. 坐骨结节滑囊炎封闭注射疗法

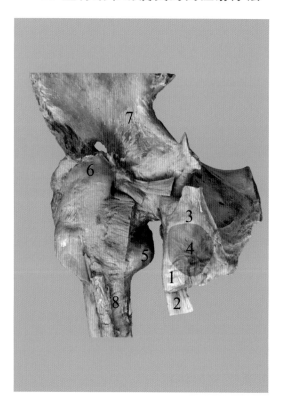

1—半腱肌腱；
2—半膜肌腱；
3—坐骨结节；
4—坐骨结节滑囊；
5—股骨小转子；
6—股骨大转子；
7—髂骨；
8—股骨

图 6-2-1　坐骨结节滑囊后面观
　　　　　（尸体标本）

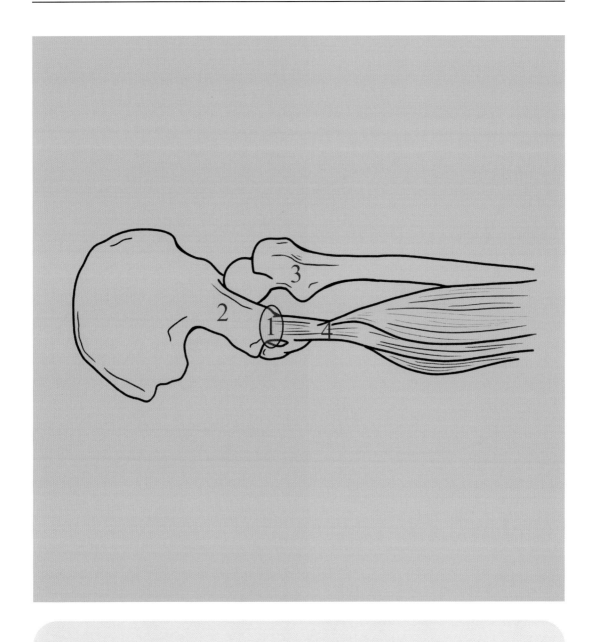

1—坐骨结节滑囊；2—髋骨；3—股骨；
4—股二头肌长头腱、半膜肌腱和股薄肌腱

图 6-2-2　坐骨结节滑囊图示

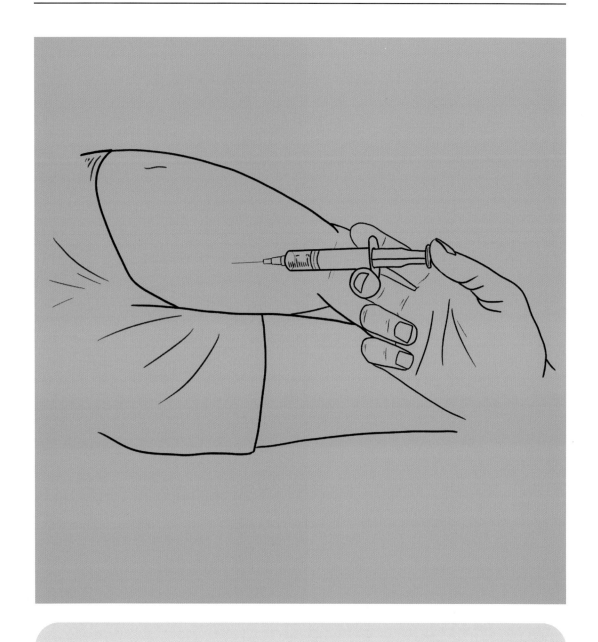

图 6-2-3　坐骨结节滑囊炎封闭注射操作图示

3. 大转子滑囊炎封闭注射疗法

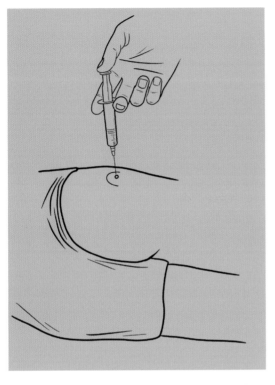

图 6-3-1　大转子滑囊炎封闭注射
操作图示

4. 内收肌痉挛性疼痛封闭注射疗法

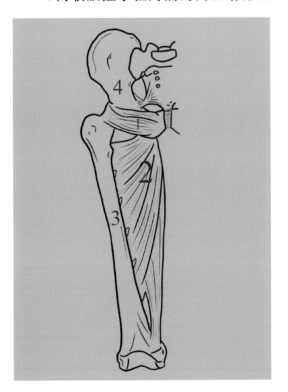

1—闭孔外肌；
2—大收肌；
3—股骨；
4—髋骨

图 6-4-1　内收肌图示

5. 股外侧皮神经炎封闭注射疗法

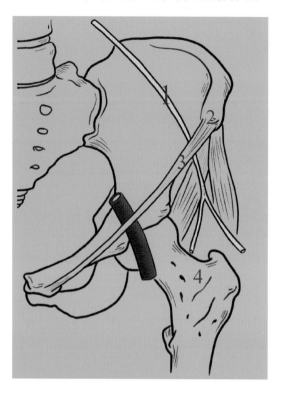

1—股外侧皮神经；

2—髂前上棘；

3—腹股沟韧带；

4—股骨

图 6-5-1　股外侧皮神经图示

6. 膝关节囊内注射术

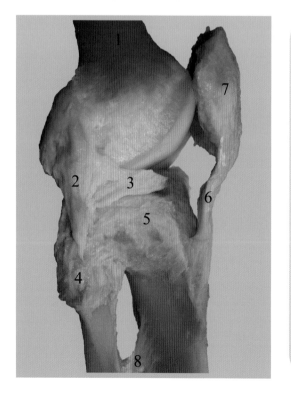

1—股骨；

2—外侧副韧带；

3—半月板；

4—腓骨头；

5—胫骨平台；

6—髌韧带；

7—髌骨；

8—小腿骨间膜

**图 6-6-1　膝关节外侧面观（尸体
标本）**

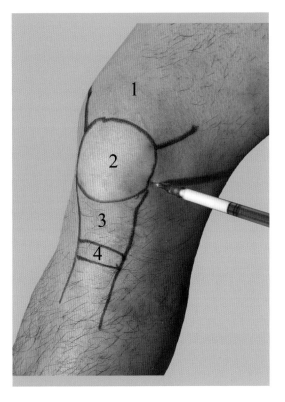

1—股四头肌；
2—髌骨；
3—髌韧带；
4—胫骨结节

图 6-6-2　膝关节囊内注射操作图示

7. 腘窝囊肿封闭注射疗法

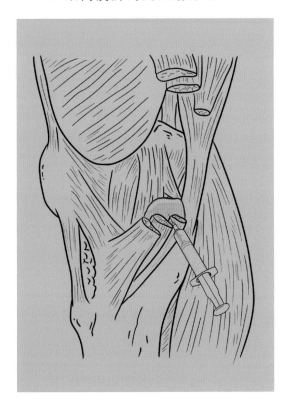

图 6-7-1　腘窝囊肿封闭注射操作图示

8. 髌骨下滑囊炎封闭注射疗法

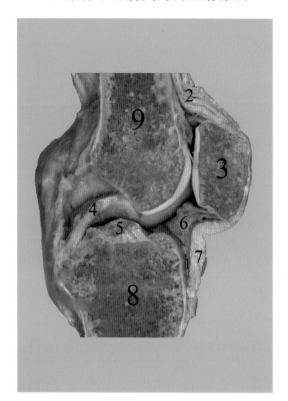

1—髌骨下滑囊；
2—股四头肌腱；
3—髌骨；
4—后交叉韧带；
5—前交叉韧带；
6—髌下脂肪垫；
7—髌韧带；
8—胫骨；
9—股骨

图 6-8-1　膝关节矢状面(尸体标本)

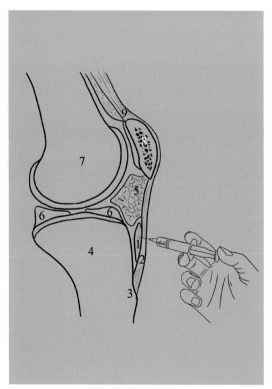

1—髌骨下滑囊；
2—髌韧带；
3—胫骨结节；
4—胫骨；
5—髌下脂肪垫；
6—半月板；
7—股骨；
8—髌骨；
9—股四头肌腱

**图 6-8-2　髌骨下滑囊炎封闭注射
　　　　　操作图示**

9. 鹅足滑囊炎封闭注射疗法

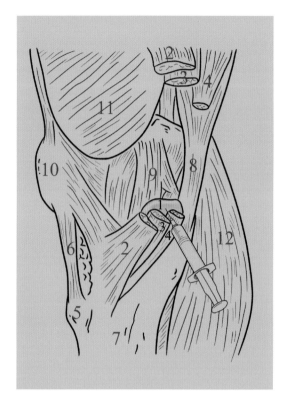

1—鹅足滑囊；
2—缝匠肌腱；
3—股薄肌腱；
4—半腱肌腱；
5—胫骨结节；
6—髌韧带；
7—胫骨；
8—半膜肌腱；
9—胫侧副韧带；
10—髌骨；
11—股内侧肌；
12—腓肠肌

**图 6-9-1　鹅足滑囊炎封闭注射
操作图示**

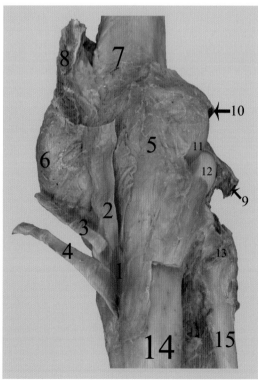

1—鹅足滑囊；
2—缝匠肌；
3—股薄肌腱；
4—半腱肌腱；
5—内侧副韧带；
6—髌骨；
7—股骨；
8—股四头肌；
9—腓肠肌外侧头；
10—腓肠肌内侧头；
11—股骨内侧髁；
12—股骨外侧髁；
13—腓骨头；
14—胫骨；
15—腓骨

图 6-9-2　膝关节内侧面观(尸体标本)(一)

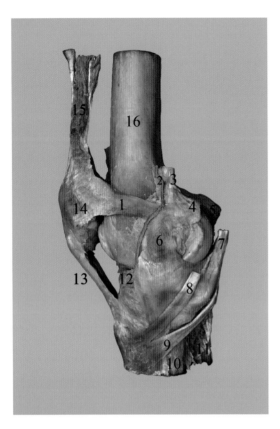

1—髌内侧支持带；

2—膝上内侧动脉；

3—大收肌腱；

4—腓肠肌内侧头；

5—腓肠肌外侧头；

6—内侧副韧带；

7—半膜肌腱；

8—股薄肌腱；

9—半腱肌腱；

10—胫骨；

11—腓骨；

12—内侧半月板；

13—髌韧带；

14—髌骨；

15—股四头肌腱；

16—股骨

图 6-9-3　膝关节内侧面观(尸体标本)(二)

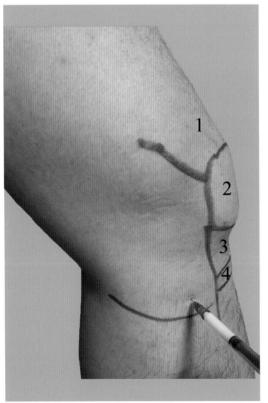

1—股四头肌；

2—髌骨；

3—髌韧带；

4—胫骨结节

**图 6-9-4　鹅足滑囊炎封闭注射
操作图示**

10. 髂胫束滑囊炎封闭注射疗法

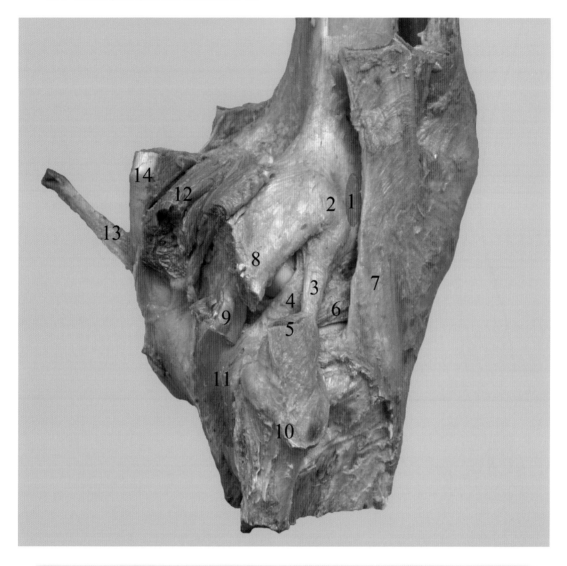

1—髂胫束滑囊；2—股骨外上髁；3—腓侧副韧带；4—腘肌腱；5—股二头肌腱；
6—外侧半月板和膝下外侧动脉；7—髂胫束；8—腓肠肌外侧头；9—跖肌；10—腓骨头；
11—腘肌；12—腓肠肌内侧头；13—半腱肌腱；14—半膜肌腱

图 6-10-1　膝关节外侧面观(尸体标本)

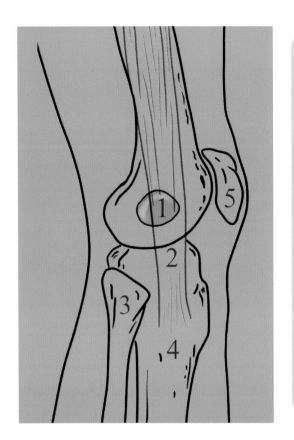

1—髂胫束滑囊；

2—髂胫束；

3—腓骨；

4—胫骨；

5—髌骨

图 6-10-2　髂胫束滑囊图示

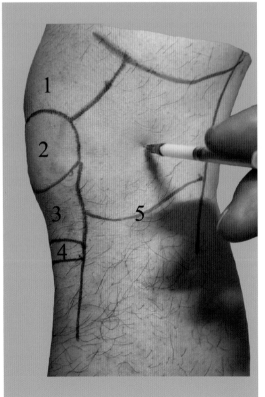

1—股四头肌；

2—髌骨；

3—髌韧带；

4—胫骨结节；

5—关节线

图 6-10-3　髂胫束滑囊炎封闭注射
　　　　　　操作图示

11. 胫骨结节骨软骨炎封闭注射疗法

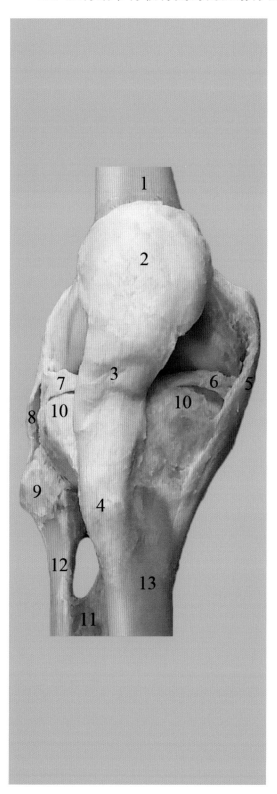

1—股骨；

2—髌骨；

3—髌韧带；

4—胫骨粗隆；

5—内侧副韧带；

6—内侧半月板；

7—外侧半月板；

8—腓侧副韧带；

9—腓骨头；

10—胫骨平台；

11—小腿骨间膜；

12—腓骨；

13—胫骨

图 6-11-1 胫骨结节前面观

12. 跟腱炎封闭注射疗法

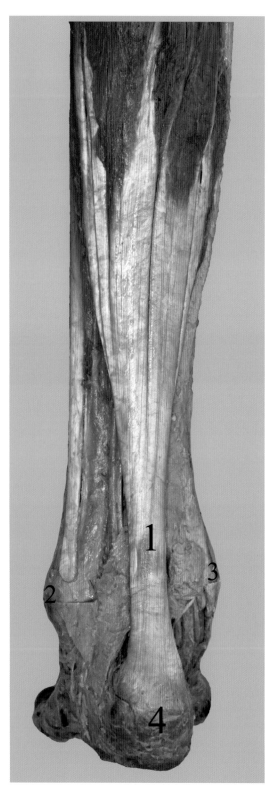

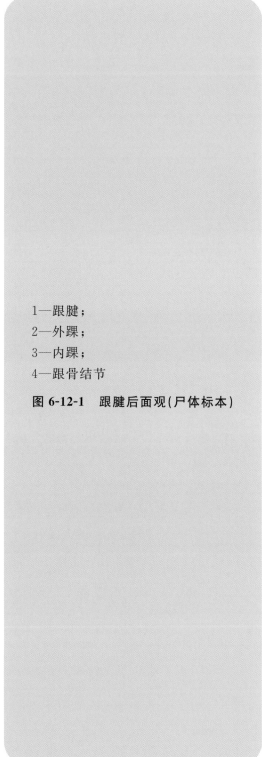

1—跟腱；
2—外踝；
3—内踝；
4—跟骨结节

图 6-12-1　跟腱后面观（尸体标本）

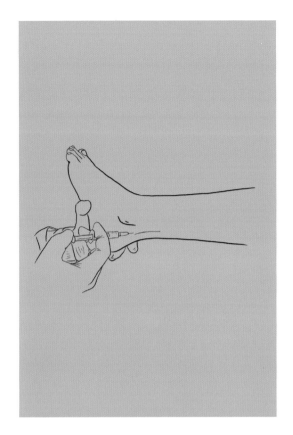

图 6-12-2　跟腱炎封闭注射操作图示(一)

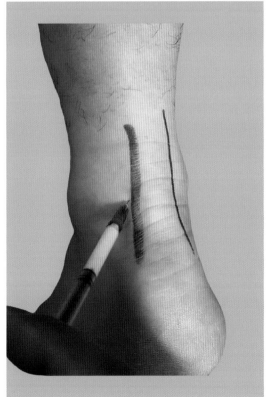

图 6-12-3　跟腱炎封闭注射操作图示(二)

13. 跟骨滑囊炎封闭注射疗法

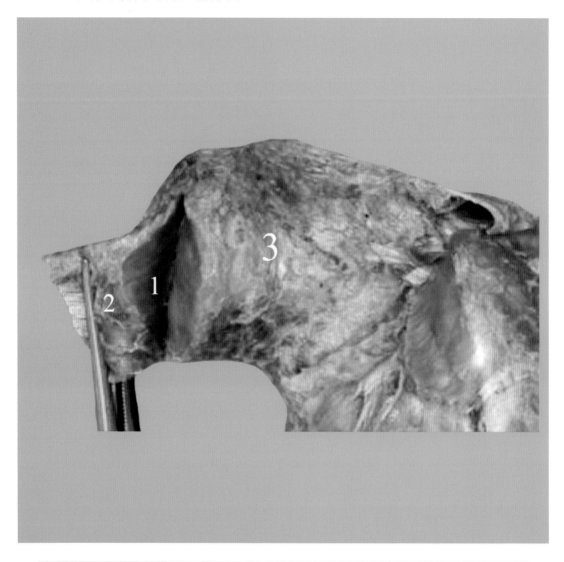

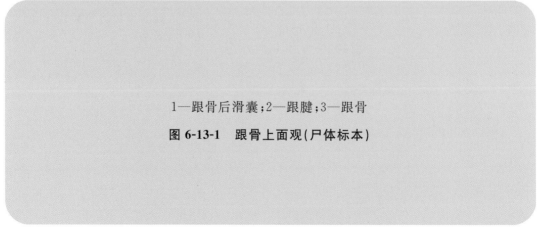

1—跟骨后滑囊；2—跟腱；3—跟骨

图 6-13-1　跟骨上面观（尸体标本）

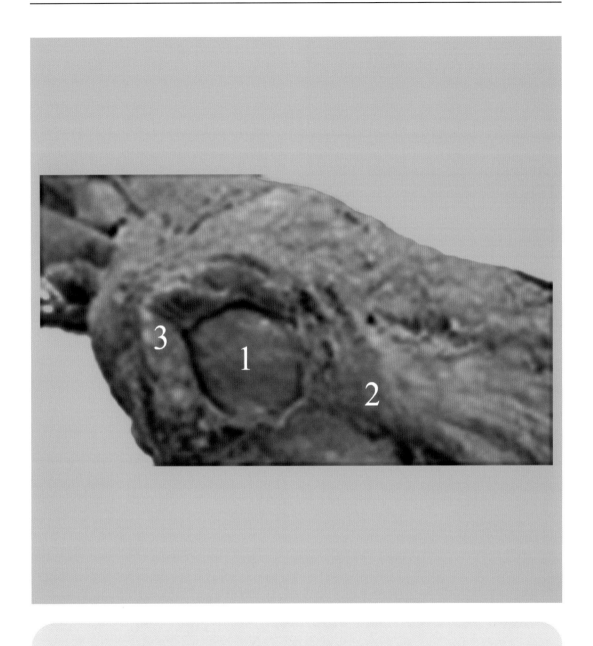

1—跟骨下滑囊；2—趾腱膜；3—脂肪垫

图 6-13-2　足底下面观（尸体标本）

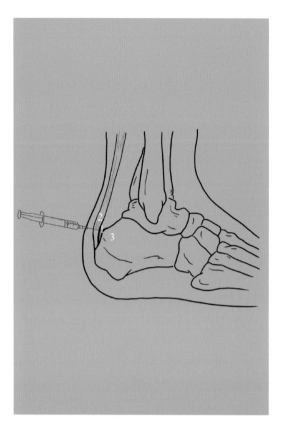

1—跟骨后滑囊；
2—跟腱；
3—跟骨

**图 6-13-3　跟骨滑囊炎封闭注射
　　　　　操作图示（一）**

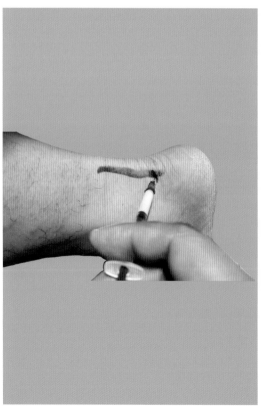

**图 6-13-4　跟骨滑囊炎封闭注射
　　　　　操作图示（二）**

14. 跗骨窦综合征封闭注射疗法

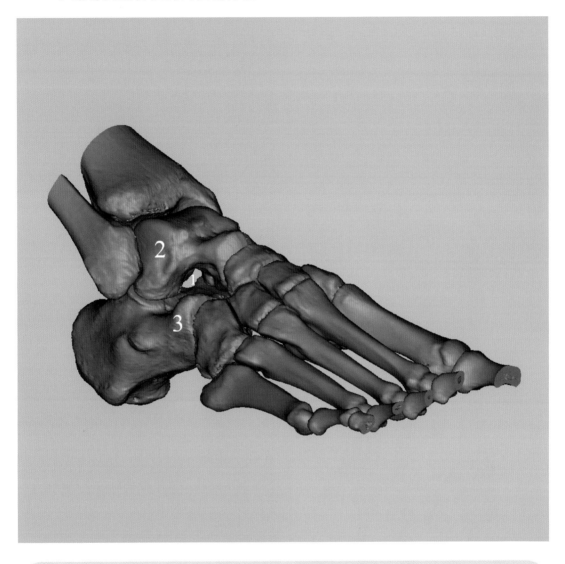

1—跗骨窦;2—距骨;3—跟骨

图 6-14-1 足踝前面观(3D 模型)

15. 跗骨间关节注射术

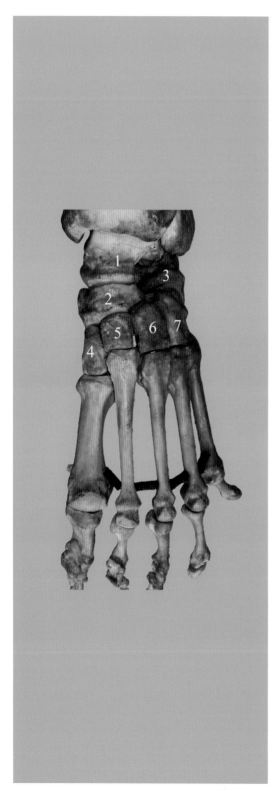

1—距骨；

2—舟骨；

3—跟骨；

4—内侧楔骨；

5—中间楔骨；

6—外侧楔骨；

7—骰骨

图 6-15-1　足部骨架前面观（骨性标本）

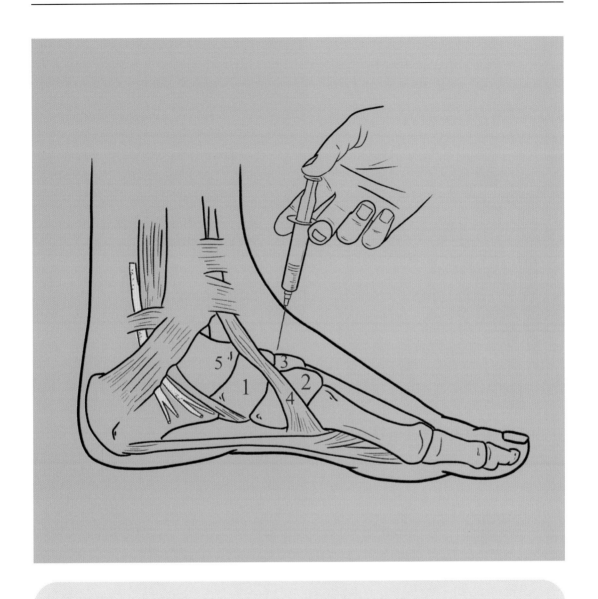

1—舟骨；2—内侧楔骨；3—中间楔骨；
4—胫骨前肌腱；5—距骨

图 6-15-2　跗骨间关节注射操作图示(一)

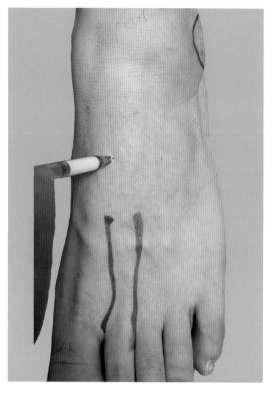

图 6-15-3　跗骨间关节注射操作
　　　　　图示（二）

16. 跖腱膜炎封闭注射疗法

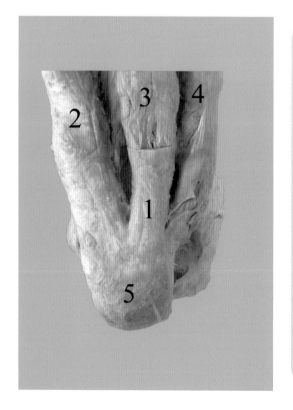

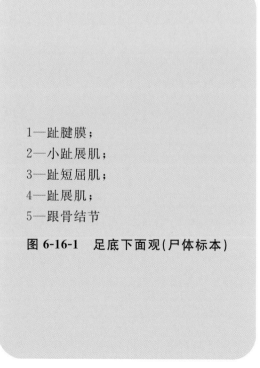

1—跖腱膜；

2—小趾展肌；

3—趾短屈肌；

4—趾展肌；

5—跟骨结节

图 6-16-1　足底下面观（尸体标本）

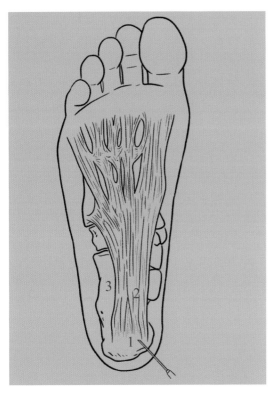

1—跟骨结节；
2—跖腱膜；
3—跟骨

图 6-16-2 跖腱膜炎封闭注射操作
　　　　　 图示

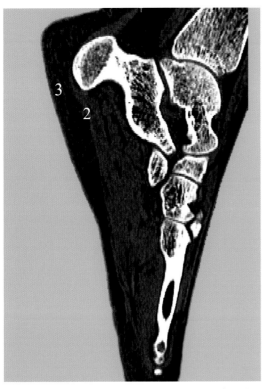

1—跟骨；
2—跖腱膜；
3—脂肪垫

图 6-16-3 足部矢状面图像(CT 片)

（廖立青　杨　晗　乔山旭　李俊桦　韦俊丹　谢海亮　詹鹏亮　侯金羴　贾　若）

主要参考文献

［1］ 李义凯,廖立青,杨晗,等.汉英人体关节图谱[M].武汉:华中科技大学出版社,2023.

［2］ Stephanie Saunders,Steve Longworth.镇痛注射技术图解[M].傅志俭,赵学军,宋文阁,译.5版.济南:山东科学技术出版社,2012.

［3］ 张光武.常见骨关节疾病封闭疗法[M].北京:金盾出版社,2010.

［4］ 田慧中,黄卫民,窦书和.骨关节疼痛注射疗法[M].北京:人民军医出版社,2011.

［5］ James W.McNabb.骨关节及软组织疼痛注射治疗[M].倪家骧,唐元章,译.3版.北京:人民军医出版社,2015.